In die „Sammlung von Monographien aus dem Gesamtgebiete der Neurologie und Psychiatrie“ sollen Arbeiten aufgenommen werden, die Einzelgegenstände aus dem Gesamtgebiete der Neurologie und Psychiatrie in monographischer Weise behandeln. Jede Arbeit bildet ein in sich abgeschlossenes Ganzes.

Das Bedürfnis ergab sich einerseits aus der Tatsache, daß die Redaktion der „Zeitschrift für die gesamte Neurologie und Psychiatrie“ wiederholt genötigt war, Arbeiten zurückzuweisen nur aus dem Grunde, weil sie nach Umfang oder Art der Darstellung nicht mehr in den Rahmen einer Zeitschrift paßten. Wenn diese Arbeiten der Zeitschrift überhaupt angeboten wurden, so beweist der Umstand andererseits, daß für viele Autoren ein Bedürfnis vorliegt, solche Monographien nicht ganz isoliert erscheinen zu lassen. Es stimmt das mit der buchhändlerischen Erfahrung, daß die Verbreitung von Monographien durch die Aufnahme in eine Sammlung eine größere wird.

Die Sammlung wird den Abonnenten der „Zeitschrift für die gesamte Neurologie und Psychiatrie“ zu einem um ca. 20% ermäßigten Vorzugspreise geliefert.

Angebote und Manuskriptsendungen sind an einen der Herausgeber, Prof. Dr. O. Foerster, Breslau, und Prof. Dr. R. Wilmanns, Heidelberg, erbeten.

Die Honorierung der Monographien erfolgt nach bestimmten, zwischen Herausgebern und Verlag genau festgelegten Grundsätzen und variiert nur nach Höhe der Auflage.

Abbildungen und Tafeln werden in entgegenkommender Weise ohne irgendwelche Unkosten für die Herren Autoren wiedergegeben.

MONOGRAPHIEN AUS DEM GESAMTGEBIETE DER NEUROLOGIE UND PSYCHIATRIE
HERAUSGEGEBEN VON
O. FOERSTER-BRESLAU UND K. WILMANNS-HEIDELBERG
HEFT 19

ÜBER WESEN UND BEDEUTUNG DER AFFEKTIVITÄT

EINE PARALLELE ZWISCHEN AFFEKTIVITÄT UND LICHT- UND FARBENEMPFINDUNG

VON

DR. E. FANKHAUSER
PRIVATDOZENT AN DER UNIVERSITÄT BERN, SEKUNDARARZT DER KANTONALEN IRRENANSTALT WALDAU BEI BERN

MIT 6 TEXTABBILDUNGEN

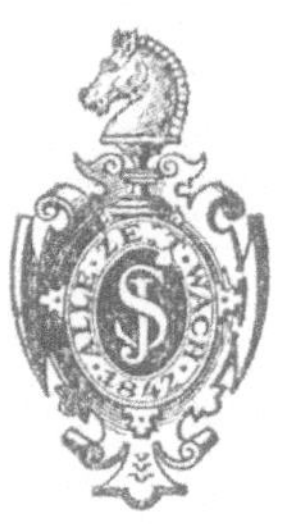

SPRINGER-VERLAG BERLIN HEIDELBERG GMBH
1919

Ursprünglich erschienen bei Julius Springer in Berlin 1918

ISBN 978-3-642-47160-5 ISBN 978-3-642-47462-0 (eBook)
DOI 10.1007/978-3-642-47462-0

Vorwort.

Die vorliegende Arbeit bemüht sich, von physiologischen und pathologischen Grundlagen ausgehend psychologische Verhältnisse zu beleuchten und eine Theorie der Affekte und der affektiven Psychosen aufzustellen. Die Aufgabe, die ich mir ursprünglich gestellt hatte, war die der Betrachtung des Zusammenhangs von Affekt, endokrinem und vegetativem System. Ich möchte hervorheben, daß mir eine Parallele zwischen Licht- und Farbenwahrnehmung nicht etwa von vornherein vorgeschwebt hat, sondern sich mir erst langsam zu meinem eigenen Erstaunen im Verlauf der Arbeit Schritt für Schritt ergeben hat.

Nur dem nicht physiologisch Denkenden gegenüber brauche ich zu betonen, daß ich natürlich die Affekte nicht mit dem Licht, d. h. den Ätherschwingungen, sondern mit dessen physiologischen Wahrnehmungsvorgängen in Parallele setze.

Das psychische Geschehen ist ein physiologischer Vorgang, und es ist demnach zu streben, daß er wissenschaftlich als solcher behandelt werden kann. Die dem Aufsatz zugrunde gelegte Betrachtungsweise dürfte dieser Forderung gerecht geworden sein.

Ich glaube aber auch, daß erst durch eine solche physiologische Betrachtungsweise das Verhältnis zwischen Psychiatrie und Psychologie zu einem richtigen gestaltet werden kann, indem sich das Pathologische mehr und besser als bisher aus dem Normalen ableiten läßt, das Normale die Grundlage wird, wie die normale Anatomie und Physiologie die Grundlage der pathologischen bilden.

Der Verfasser.

Inhaltsverzeichnis.

I.

Wer sich auch nur oberflächlich mit den Störungen der inneren Sekretion befaßt, dem muß auffallen, daß sämtliche Krankheiten, denen wir heutzutage Veränderungen der Blutdrüsen zugrunde legen, sich mit psychischen Störungen zu verbinden pflegen; daneben aber zeigen sich noch allerlei andere Zusammenhänge zwischen Psychose und der Funktion dieser Organe. Ich möchte hier nur einen gedrängten Überblick über diese Verhältnisse geben[1]).

Allgemein bekannt ist, daß die als Hypofunktion der Thyreoidea angesprochenen Zustände, das Myxödem und der Kretinismus, mit Apathie, Interesselosigkeit, Stumpfheit eingehen, die als Hyperthyreoidie aufgefaßte Basedowsche Krankheit oft mit Hast, Unruhe, Ungeduld, Empfindlichkeit, Gereiztheit. Es sind bei letzterer aber auch manische Zustände beschrieben worden, die bei akuten Fällen gerade mit der Krankheit einsetzten. Es sind also besonders Anomalien des Affektlebens, die hier beobachtet werden. Es ist ferner bekannt, daß die Basedowsche Krankheit als Folge von heftigen Eindrücken, wie Schreck bei einem Raubüberfall u. dgl., ausgelöst werden kann; der Krieg hat diese Erfahrungen bestätigt. Münzer hat darauf aufmerksam gemacht, daß eine Reihe von körperlichen Erscheinungen des Basedow, nämlich die weiten Augen, Zittern, Diarrhöe, Schweiße die gleichen Erscheinungen sind, die wir als körperliche Begleiterscheinungen von Affekten, der Angst und des Schreckens, kennen.

Die auf einer Hypofunktion der Ovarien beruhende Menopause des Weibes begleiten nicht so selten erhöhte Reizbarkeit, mangelnder Lebensmut, traurige, niedergedrückte Stimmung, Gefühl der Unfähigkeit. Ähnliche affektive Verstimmungen finden wir aber bekanntlich ebenfalls bei der gewiß auch mit inneren Sekretionsvorgängen zusammenhängenden Menstruation. Beim Mann verändert der Verlust der Testikel den Charakter; er ergibt den, allerdings in unseren Gegenden kaum bekannten Eunuchencharakter, namentlich aber schwindet die Libido, eine psychische Funktion. Erfahrungen während des Krieges haben nun gezeigt, daß die Libido durch operative Implantation menschlichen Hodens wieder erwacht (Lichtenstern).

Die als Dyshypophysie betrachtete Akromegalie geht mit physischer und psychischer Erschlaffung einher und in vorgeschrittenen Stadien sind wirkliche psychische Störungen ziemlich häufig; die verschiedensten Arten von Psychosen werden erwähnt.

Die von hochgradiger Fettsucht oder von auffallender Abmagerung begleiteten Tumoren der Zirbeldrüse zeigen in einzelnen Fällen die Symptome der

[1]) Eppinger, H., und Mitarbeiter, Innere Sekretion und Nervensystem, Berlin 1913. Biedl, A., Innere Sekretion. Berlin und Wien 1916.

Pubertas praecox auf körperlichem wie auf psychischem Gebiet: hier also vorgeschrittene geistige Entwicklung. Ob andere psychische Erscheinungen nicht bloß auf den Hirndruck zurückzuführen sind, ist schwer zu entscheiden.

Interessant sind die Beziehungen von Psyche und Nebennieren. Bei der Addisonschen Krankheit, einer Unterfunktion der Nebennieren, stehen von seiten der Psyche Verstimmungszustände im Vordergrund. Bei den Hyperplasien und Tumoren der Nebennieren zeigen sich auffallende Störungen von seiten des Genitalapparates, und zwar vorzeitige geschlechtliche Reife mit Fettentwicklung, oder aber, bei Frauen, der sog. suprarenale Virilismus, d. h. das Auftreten körperlicher männlicher Geschlechtszeichen, wie Behaarung und Muskelkraft. In psychischer Hinsicht sind diese letztgenannten Individuen oft aufbrausend, überschwenglich, rechthaberisch, zornmütig, aber auch sexuell erregbar; sie sind auch zu Angstzuständen geneigt. In spätern Stadien sind sie traurig und sexuell unempfindlich.

Eigenartig sind ferner die Beziehungen zwischen Gehirn und Nebennieren. Mangelhafte Entwicklung des Gehirns (Mikrozephalie) verbindet sich mit mangelhafter Ausbildung der Nebennieren. Gehirn und Nebennieren sind ferner Organe, die sich durch ihren Reichtum an Lipoid, in die Zellen eingestreuten Lipoidgranula, auszeichnen. Czerny hat gezeigt, daß in die Hirnventrikel junger Ratten injiziertes Berlinerblau zuerst in einem Lymphgefäß sichtbar wird, das einen Zweig zur Nebenniere abgibt, und es dringt auf dem Lymphweg ganz auffallend in die Nebenniere ein. — Die Menge der Rindensubstanz der Nebenniere nimmt mit der Höhe der Entwicklung in der Wirbeltierreihe, also mit der Entwicklung des Gehirns, zu; im Embryonalleben gerade des Menschen ist die Nebennierenrinde relativ stark entwickelt. — Umgekehrt findet sich bei progressiver Paralyse daselbst sehr starke Verfettung.

Vom Status thymico-lymphaticus ist durch Bartel u. a. nachgewiesen worden, daß er sich in auffallender Häufigkeit bei Selbstmördern findet. Ich[1]) habe einen Zusammenhang mit der Dementia praecox wahrscheinlich gemacht.

Die Dercumsche Krankheit, die Adipositas dolorosa, geht mit depressiven Zuständen und Suizidneigung einher, ferner mit Charakterveränderungen, Reizbarkeit, Erregungszuständen; doch auch mit einer Abnahme von Gedächtnis und Urteil, mit geistiger Schwäche.

Auch bei Pagetscher Krankheit finden sich Geistesstörungen.

Bei der Dystrophia adiposogenitalis, vielleicht einer Herabsetzung der Funktion des Mittellappens der Hypophyse, sind verschiedene Arten geistiger Veränderungen „auffallend häufig".

Bei der Tetanie werden allerlei Störungen beschrieben; sogar bei der Tetanie der Tiere werden deutliche allgemeine nervöse Störungen erwähnt, die sich mit den Psychosen des Menschen vergleichen lassen.

Diese kurze Übersicht zeigt, daß es viel mehr die affektiven als die intellektuellen Funktionen sind, die sich bei Erkrankungen der innersekretorischen Organe verändert zeigen. Wir dürfen daraus schließen, daß das psychische, namentlich das affektive Leben des Menschen von der Tätigkeit dieser Blutdrüsen abhängt, daß es wohl nur dann ein normales sein kann, wenn die Funk-

[1]) Histologische Befunde bei Dementia praecox. Ztschr. f. d. ges. Neurol. u. Psych. Orig. Bd. 8.

tion derselben eine normale ist. Die verschiedenen Blutdrüsen aber sind, wie die Physiologie lehrt, wieder in ihrer Funktion voneinander abhängig und sie bilden zusammen das sog. endokrine System. —

Es sei nun auf die Natur der affektiven Vorgänge überhaupt kurz eingegangen. Es ist seit langem bekannt, daß die Affekte, Furcht, Erwartung, Freude, Zorn, wie sie alle heißen mögen, mit Erscheinungen auf dem Gebiet des vegetativen Systems einhergehen, der Pupillen, des Herzens, der Gefäßmuskulatur, des Darms, der Schweißdrüsen, der Arrectores pilorum. Diese Vorgänge sind so konstant und so fein abgestuft, daß sie sich teilweise mit Apparaten messen lassen. Ich erinnere an die Messung der Pupillenweite, an den die Änderung der Blutverteilung nachweisenden Plethysmographen, sowie den auf der ungemein fein regulierten Tätigkeit der Schweißdrüsen beruhenden Wechsel in dem elektrischen Widerstand der Haut, durch den das psychogalvanische Reflexphänomen entsteht. Alle diese Beobachtungen beweisen, daß mit den affektiven Vorgängen, und da ja die affektiven Vorgänge alle unsere Vorstellungen begleiten, überhaupt mit allem psychischem Geschehen, diese verschiedenartigen, höchst fein regulierten Begleiterscheinungen auf dem Gebiet des vegetativen Systems einhergehen. Diese Art der Ausbildung solcher sekundären Affekterscheinungen muß aber zu der Annahme führen, daß den Affekten im Gehirn, als dem Organ alles psychischen Geschehens, primäre Vorgänge entsprechen, die wir uns nur in der Form innervatorischer Vorgänge gewisser Neuronen denken können. Über die Natur der Innervationsströme der zentralen und der peripheren Ganglienzellen und ihrer Ausläufer, der Nervenfasern, wissen wir ja überhaupt sehr wenig, etwa daß sie sich teilweise durch die elektrische oder andersartige Reizung ersetzen lassen; da es sich bei den affektiven Vorgängen um Wahrnehmungen handelt, mögen diese affektiven Innervationen vielleicht denen der sensibeln Nervenzellen ähnlich sein. Sowohl aus der sehr hohen Bedeutung der affektiven Vorgänge für das ganze psychische Leben, wie aus der eben angeführten so feinen Widerspiegelung derselben auf dem Gebiet des vegetativen Nervensystems, müssen wir schließen, daß es sich um ausgedehnte Gruppen von Neuronen handeln muß, deren Lokalisation aber bis jetzt vollkommen unklar ist. Da Herderkrankungen keine ausgesprochenen affektiven Erscheinungen zu haben pflegen, mögen sie diffus verstreut sein. Wir dürfen vielleicht an bestimmte Rindenschichten, vielleicht an die vierte, die innere kleinzellige Meynertsche Schicht denken, weil diese gerade in der motorischen Region fehlt, weniger wohl daran, daß vielleicht Neuronen, in denen die Wahrnehmungen und Vorstellungen vor sich gehen, zugleich der Bildung der Affekte dienen. Sei dem wie ihm wolle, so stimmt die eben gezogene Schlußfolgerung mit der vorher, aus der Abhängigkeit der psychischen, speziell der affektiven Prozesse von der Funktion der Blutdrüsen gezogenen überein: beide weisen auf eine somatische Grundlage der affektiven Vorgänge hin.

Wir wissen ferner, daß auch zwischen dem vegetativen Nervensystem und den endokrinen Drüsen ein enges Verhältnis besteht, derart, daß diese letzteren durch die von ihnen sezernierten Produkte, die Hormonen, das vegetative System beeinflussen, anderseits das vegetative System die Funktion der genannten Drüsen reguliert; welchem der beiden Glieder die führende Rolle zukommt, ist noch nicht sichergestellt. Wenn nun einerseits vegetatives Nervensystem und polyglanduläres System sich gegenseitig beeinflussen, wenn anderseits das Gehirn, als Organ, in dem die Affekte ihre primäre somatische Grundlage haben müssen, und sympathisches System sich ebenfalls intim beeinflussen, und wenn dritterseits affektives Leben und endokrine Drüsen in Zusammenhang stehen (vgl. das beistehende Schema), so ist es sehr naheliegend, daß auch im Gehirn sich chemische, vielleicht innersekretorische Vorgänge abspielen, die mit dem Ablauf der affektiven Vorgänge in Zusammenhang stehen.

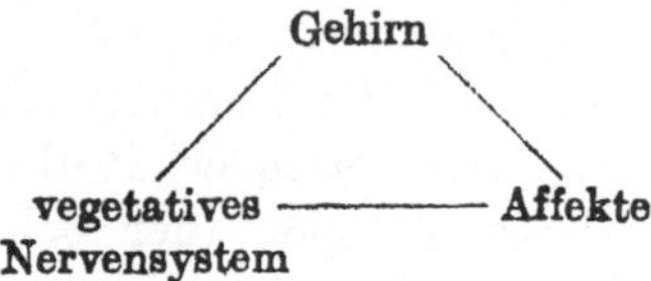

Es ist von verschiedener Seite behauptet worden, daß uns die Affekte erst durch ihre Begleiterscheinungen auf dem Gebiet des vegetativen Systems zum Bewußtsein kommen. Wenn dies auch nicht vollkommen richtig ist, so wird die Wahrnehmung der Affekte durch diese Begleiterscheinungen zum mindesten bedeutend verstärkt. Dabei besteht eine eigenartige Wechselwirkung zwischen Affekt und Begleiterscheinung: die letztere hilft den Affekt wahrnehmen, sie verstärkt aber zugleich den Affekt: das Gefühl des in die Wangen steigenden Blutes vermehrt unsere Scham, u. dgl., wie schon die Gestikulation unsere Lebhaftigkeit vermehrt. Der Affekt blaßt nach einem gewissen Grad der Sättigung ab, der zum Teil von seiner Intensität, zum Teil von unserem intellektuellen Urteil über die erregende Ursache abhängt; wer weiß, daß der Donner nicht entzündet, fürchtet sich nicht mehr oder doch weniger stark. Der Affekt ist eine Stellungnahme des Ichs zu jeder Vorstellung; daher seine Subjektivität; der Affekt zweier Beobachter desselben Vorganges kann je nach ihrer Anschauungsweise ein ganz verschiedener sein. Ich möchte den Affekt auch als Produktion von nervöser Energie in Form von Tätigkeit gewisser Neuronen bezeichnen, die unsere Vorstellungen begleitet. Diese Energie braucht aber nach ihrer Sättigung und ihrem Abblassen nicht vollkommen verloren zu gehen, sondern sie kann unter gewissen Umständen nachwirken, teilweise gleichsam latent aufgestapelt werden und bei späteren ähnlichen Verhältnissen wieder zur Wirkung kommen. Dadurch wird die affektive Einstellung, die sog. affektive Ansprechbarkeit bedingt: gebrannte Kinder fürchten das Feuer. Temperament und Charakter sind im wesentlichen der Ausdruck unserer angeborenen affektiven Reaktionsweise und unserer durch die Erfahrung modifizierten Ansprechbarkeit. Sie werden durch eine Summe von Einzelfunktionen gebildet, denen die erwähnten Vorgänge in gewissen Neuronen des Gehirns zugrunde liegen müssen. Die affektiven Vorgänge, zum Teil auch in Form intellektueller, ethischer und ästhetischer Gefühle sind es aber, die all unser Tun und Lassen beherrschen.

Ich habe diese Verhältnisse bereits anderswo[1]) näher ausgeführt und glaube daselbst dargetan zu haben, daß diese Auffassung vom Wesen der Affekte einiges Licht in das Wesen der Hysterie zu bringen imstande sein dürfte, speziell

[1]) Über somatische Vorgänge bei den Affekten und ihren Zusammenhang mit der Hysterie, den traumatischen und anderen Neurosen. Corresp.-Bl. f. Schweizer Ärzte 1818.

in das Auftreten der körperlichen Erscheinungen. Diese benutzen gewisse vorgebildete Mechanismen; ihr Auftreten ist aber leichter erklärbar, wenn man sich die Affekte von vornherein als auf somatischen Innervationsvorgängen beruhend vorstellt.

Ich habe mir nun zur Aufgabe gestellt, zu untersuchen, ob wir aus den bisher aufgeführten physiologischen, psychologischen und pathologischen Tatsachen auf die Natur zunächst des vorzugsweise durch Veränderungen auf affektivem Gebiete bedingten manisch-depressiven Irreseins gewisse Wahrscheinlichkeitsschlüsse ziehen können und wieweit diese Schlüsse mit den klinischen Tatsachen übereinstimmen. Wir kommen nochmals kurz auf die Verhältnisse zwischen Blutdrüsen und affektiven Prozessen zurück:

Wir gehen wiederum von der Beobachtung aus, daß das affektive Leben von den inneren Sekretionsprodukten der verschiedenen Blutdrüsen abhängig ist, daß z. B. die affektive Reaktionsfähigkeit bei Hypothyreoidie vermindert ist, bei Hyperthyreoidie abnorm leicht und stark in Erscheinung tritt, so daß direkt manische Zustandsbilder eintreten können; Ähnliches gilt für sexuellen Affekt (Libido) und männliche Geschlechtsdrüsen usw. Wir können uns demnach denken, daß gewisse Sekretionsprodukte das Zustandekommen der Affekte ermöglichen, daß erst ihre Existenz die in Funktion tretenden Ganglienzellgruppen zu einer normalen Funktion befähigt. Die Ganglienzellgruppen würden also erst durch gewisse Stoffe funktionstüchtig werden, erst dadurch würde die Entstehung des Affektes bei einem nervösen Eindruck, einer Wahrnehmung, Vorstellung ermöglicht. Da ferner nahelag, daß sich auch im Gehirn chemische, vielleicht innersekretorische Vorgänge abspielen, auch weil es uns widerstrebt, die wichtigste Grundlage der affektiven Vorgänge außerhalb des Gehirns zu verlegen, so dürfen wir vermuten, daß auch bei den affektiven Vorgängen chemische Stoffe ähnlicher Funktion eine Rolle spielen. Es könnten nämlich vielleicht, unter Mitwirkung der Produkte der Blutdrüsen, auch in den Gehirnzellen gewisse diese irgendwie sensibilisierende Stoffe, sagen wir eine Art Mutterstoffe, gebildet und vorrätig gehalten werden, aus denen die sinnliche Vorstellung andere, eben die den Affekten direkt zugrunde liegenden Stoffe abspaltet; mit der Bildung dieser letztgenannten chemischen Stoffe würde die zum Bewußtsein führende Innervation Hand in Hand gehen. Eine solche Abspaltung nun würde allem affektiven, somit indirekt überhaupt allem psychischen Geschehen, d. h. allen Wahrnehmungen und Vorstellungen parallel gehen. Daß aber Affekte von chemischen Stoffen abhängen, ja durch sie hervorgerufen werden können, ist bekannt (Alkohol). Bei der Verschiedenartigkeit der Affekte läßt sich vielleicht daran denken, daß einige wenige Grundstoffe vorhanden seien und daß diese sich gegenseitig kombinieren, beeinflussen, aufheben können. Wir hätten also Verhältnisse vor uns, die sich einigermaßen denen der Farbenempfindlichkeit der Retina nach der Heringschen Theorie vergleichen ließen, die auch von der Annahme chemischer Substanzen ausgeht. Halten wir die eigenartig ähnliche Wirkung sowohl der Affekte als der Blutdrüsen auf das vegetative Nervensystem daneben, so ist gewiß die Wahrscheinlichkeit erst recht nicht von der Hand zu weisen, daß die Affekte mit der Bildung irgendwelcher chemischen Stoffe Hand in Hand gehen. Darauf möchte ich mich stützen.

Wir dürfen wohl annehmen, daß schon beim phylogenetisch tiefstehenden, ja vielleicht schon beim einzelligen Individuum eine Art von Affekten vorhanden sein mag. Es ist sein Interesse, die Eindrücke in vorteilhafte, angenehme (die beiden Begriffe sind nahe verwandt; juvat = es fördert mich und es freut mich) und unvorteilhafte, unangenehme zu sondern und verschiedene Stellung dazu zu nehmen, Ruhe oder Kampfbereitschaft oder wie man das nennen mag; die Zustände mögen denen der Sättigung und des Hungers einigermaßen ähnlich sein. Es war vielleicht für die Natur zweckmäßig, diese Kampfbereitschaft nach gewissen Eindrücken sicherzustellen oder gar zu erhöhen, und sie mag dazu sehr wohl die Bildung chemischer, irgendwie anregender, reizender Stoffe angewandt haben. Das könnte der Anfang von Affekt und affektiver Einstellung gewesen sein.

Von der Annahme solcher sensibilisierender und eigentlich affektiver Stoffe für die affektiven Elemente des Gehirns ist nun ein naheliegender Schritt zu der weiteren, daß unter uns unbekannten pathologischen Verhältnissen solche Stoffe sich im Übermaß oder auch in qualitativ abnormer Weise bilden und auf diese Weise den Affekt selber hervorrufen können: wir hätten den primär, nicht reaktiv entstandenen Affekt vor uns, wie er als manische oder depressive Affektlage des manisch-depressiven Irreseins uns entgegentritt. Wenn die Störung gerade ins Gehirn verlegt wird — sie könnte natürlich auch in einer oder mehreren der mit dem Gehirn funktionell in Zusammenhang stehenden Blutdrüsen liegen — so geschieht es deshalb, weil uns bisher keine Störung der Blutdrüsen des Körpers bekannt ist, die mit einer gewissen Regelmäßigkeit solche Krankheitszustände zur Folge hätte, wenn auch, wie wir gesehen haben, ähnliche Erscheinungen nicht so selten sind. Die Störung mag aber auch im Gehirn und einer oder mehreren Blutdrüsen zugleich liegen.

Die klinischen Tatsachen sind mit dieser Auffassung der Produktion solcher chemischer Stoffe wohl vereinbar. Der melancholische, weniger der manische Zustand vergesellschaften sich mit allerlei Störungen des Stoffwechsels; wir wissen jetzt, daß es gerade die Blutdrüsen sind, die diesen hervorragend beeinflussen. Die Regelmäßigkeit des Zustandswechsels dürfte sich nicht gegen diese Auffassung verwenden lassen; es braucht nur an die periodisch arbeitenden weiblichen Geschlechtsdrüsen erinnert zu werden. In Einklang mit dieser Auffassung zu bringen ist auch die, wenn auch relativ selten sichere, auslösende Wirkung von Gemütsbewegungen; starke momentane Inanspruchnahme der affektiven Neuronen wäre das krankheitauslösende Moment, ähnlich wie dies bei der Basedowschen Krankheit der Fall sein kann. In Einklang mit dieser Auffassung steht ferner die Tatsache, daß die besondere Gestaltung der Zustandsbilder in verhältnismäßig hohem Grade von der Eigenart der psychischen Persönlichkeit abhängt (Kraepelin), indem manisch Veranlagte mehr manisch erkranken und umgekehrt. Derjenige mag unter pathologischen Verhältnissen eher solche Stoffe produzieren, bei dem die gleichen oder ähnliche schon in der Norm leichter gebildet werden. Namentlich aber möchte ich nochmals erinnern an die Ähnlichkeit der manisch-depressiven Verstimmungen mit gewissen Vergiftungen, die ebenfalls Veränderungen unseres Affektlebens hervorzurufen imstande sind. Heitere Verstimmungen mit psychomotorischer Erregung, wenn auch etwas anders modifizierter Art, sehen wir bei der Alkohol-, auch bei der Morphiumwirkung, depressive z. B. beim Alkohol in Form des sog. trunkenen Elends. Für eine solche chemische, also einer der toxischen ähnliche Entstehung dieser Affekte spricht ferner die Tatsache, daß sie monate-, ja jahrelang gleich bleiben können, d. h. daß ein Abreagieren hier nicht bekannt ist, das sonst zum Wesen des normalen Affektes gehört. Für einen somatischen Ursprung spricht auch die elementare Kraft der Krankheit, ihre, man darf wohl sagen, absolute Unabhängigkeit von der psychischen Beeinflussung. Und ein aller Erfahrung nach in keiner Weise psychisch zu beeinflussender Krankheitszustand ist eher als somatisch bedingt anzusehen, als daß ein psychisch beeinflußbarer nur als seelisch bedingt zu betrachten wäre.

Für diese Auffassung spricht schließlich nicht am wenigsten die Existenz der Mischformen. Wir hätten bei diesen das Zusammenwirken zweier verschiedener Grundsubstanzen vor uns, deren jede eine Reihe von Symptomen hervorbringt, die sich aber teilweise aufheben können. Es brauchen nun nicht immer die gleichen Symptome miteinander zu prävalieren, und so erklärt sich das Auftreten der verschiedenen Kombinationen der Mischformen: psychomotorische Erregung, Ideenflucht und heitere Stimmung in der einen Gruppe, motorische Hemmung, Denkhemmung und traurige Stimmung in der andern Gruppe können sich gegenseitig aufheben; überwiegen aber einzelne Elemente und sind diese auf die beiden Gruppen verteilt, wenn etwa traurige Stimmung sich mit motorischer Erregung und Ideenflucht kombiniert, so entstehen im psychischen Bilde die Mischformen.

Höchst eigenartig ist nun auch hier wieder die Parallele mit der Heringschen Theorie der Licht- und Farbenwahrnehmung. Es spricht gewiß in hohem Maße für die Auffassung der Affekte als unter Mitwirkung chemischer Stoffe entstehender Erscheinungen, daß die Mitwirkung chemischer Stoffe auch für die Farbenwahrnehmung angenommen wurde. „Das, was uns als Gesichtsempfindung zum Bewußtsein kommt, ist der psychische Ausdruck für den Stoffwechsel in der Sehsubstanz (d. h. in derjenigen Nervenmasse, welche beim Sehen in Erregung versetzt wird). Diese Substanz fällt, wie jede andere Körpermaterie, während der Tätigkeit dem Stoffwechsel, der Zersetzung, der ‚Dissimilierung' anheim, späterhin in der Ruhe muß sie sich wieder ersetzen, oder ‚assimilieren'." (Zitiert nach Landois, Physiologie.) Die Parallele zu meiner oben ausgeführten, auf ganz anderem Wege erlangten Auffassung springt in die Augen. Setzen wir statt Sehen affektive Empfindung, statt Sehsubstanz affektive Neurone, so stimmt der Satz wirklich mit meiner angeführten Auffassung der Affekte überein.

Wir haben bereits bemerkt, daß die Affekte sich wie chemische Substanzen mehr oder weniger neutralisieren können; ein trauriger Eindruck kann durch einen heiteren aufgehoben werden, ein schamerregender durch einen die Selbstzufriedenheit hebenden. Angeführt sei ferner die Eigenart der affektiven manisch-depressiven Verstimmungen: der Melancholische — im Gegensatz zum Hysterischen oder dem normalen Traurigen — kann monate- und jahrelang nur traurig sein, jede Möglichkeit einer heiteren Stimmung ist ihm überhaupt ausgeschlossen, es gibt für ihn keine heitere, wie wenn eine der Bedingungen, aus denen diese entsteht, nicht vorhanden wäre. Umgekehrt der manisch Verstimmte. Es fehlt eine affektive Substanz oder sie kann durch Überwiegen einer gegenteilig wirkenden nicht zur Wirkung kommen. Man darf an einen Farbenblinden denken, für den eine bestimmte Farbenwahrnehmung nicht existiert.

Schließlich sei noch angeführt, daß Psychosen und psychoseähnliche Zustände experimentell überhaupt wohl nur durch chemische Stoffe erzeugt werden können und daß viele Intoxikationen Psychosen sind.

Es mag sonderbar erscheinen, daß keine Herderscheinungen bekannt geworden sind, die mit konstanten deutlichen affektiven Störungen einhergehen, außer etwa der Witzelsucht bei Erkrankungen des Frontallappens. Wir können uns aber wohl denken, daß die affektiven Elemente über das ganze Gehirn zerstreut liegen; wir wissen auch, daß das Organ unseres psychischen Geschehens eine Einrichtung enthält, nach der im allgemeinen nur ein Affekt sich bilden oder wenigstens dominieren kann, wie wir schon unsere Aufmerksamkeit nicht wohl zwei verschieden affektbetonten Gegenständen zuwenden können. Es ist dies eine teleologisch wohl zu verstehende Einrichtung der Natur.

Da wir nun wissen, daß die affektiven Vorgänge, wie auch die innere Sekretion mit dem vegetativen System in intimer Verbindung stehen, so liegt der Gedanke nahe, daß die Erkrankungen des affektiven Gebietes gewisse Ähnlichkeiten mit denen der inneren Sekretion aufweisen könnten und daß auch bei ihnen das vegetative System in Mitleidenschaft gezogen werden könnte. Beides ist in der Tat der Fall. Die Lehre von der inneren Sekretion hat dargetan, daß diese und nervöser Vorgang sich parallel gehen. Die Schilddrüse reguliert z. B. die Tätigkeit des vegetativen Systems, umgekehrt steht die Schilddrüse unter nervösem Einfluß. Das Produkt der Nebennieren, das Adrenalin, wirkt auf das sympathische System; die Nebenniere steht unter dem Einfluß eines sekretorischen Nervs, des sympathischen Nervus splanchnicus. Interessant sind die Verhältnisse bei der Vagotonie und der Sympathikotonie, die beide als klinische Erscheinungen des Basedow beschrieben worden sind, nach Eppinger und Hess aber auch außerhalb desselben beobachtet werden können. Es handelt sich dabei, immer unter innersekretorischem Einfluß, um eine Erhöhung z. B. des Vagustonus, der noch latent sein kann, aber bei bestimmten Gelegenheiten, z. B. durch gewisse Gifte wie das Pilokarpin, manifest werden kann; für den Normalen harmlose Dosen rufen eine deutliche Reaktion z. B. Pulsverlangsamung, hervor. Wollen wir die Parallele auf psychischem Gebiet ziehen, so wäre der latente Vagustonus dem manischen Charakter, das Pilokarpinexperiment aber etwa der erhöhten Beeinflußbarkeit durch Alkohol zu vergleichen. Es bestehen aber auch durch das Experiment erhärtbare Beziehungen zwischen dem manisch-depressiven Irresein und den Tonusverhältnissen im vegetativen Nervensystem. Pötzl, Eppinger und Hess haben die Ansprechbarkeit des vegetativen Nervensystems bei Psychosen auf gewisse Gifte untersucht und festgestellt, daß bei fünf Fällen von Melancholie des mittleren Lebensalters eine auffallend geringe Ansprechbarkeit des autonomen und sympathischen Systems auf Adrenalin, Atropin und Pilokarpin bestand; das gleiche galt für einen Fall von manisch-depressivem Irresein.

Sind einmal Tonusveränderungen auf dem Gebiet des vegetativen Systems nachgewiesen, so kommen uns auch gewisse klinische, bisher unerklärbare Erscheinungen verständlicher vor. So das Fehlen der Tränensekretion bei der Depression; die Beobachtung, daß leichter Deprimierte nur bei bestimmten äußeren Anlässen, wie bei einem Besuch, nicht aber wegen ihrer Wahnideen weinen. Ich möchte aber auch das Fehlen der vermehrten Darmperistaltik und der Tätigkeit der Arrektores pilorum bei Angstzuständen hierherrechnen, dem die Lehrbücher in der Regel zu wenig Beachtung schenken. Der Unterschied eines beim Anblick einer kleinen Inzision in Ohnmacht gefallenen, leichenblassen, von Schweiß bedeckten jungen Wärters und z. B. eines von qualvollster Angst geplagten, in dieser Hinsicht so gut wie reaktionslosen psychisch Kranken springt in die Augen. Warum normale und pathologische Affekte sich in dieser Hinsicht verschieden verhalten, ist nicht leicht zu erklären. Es mag sich um veränderte Verhältnisse in der Produktion diese Prozesse bedingender Stoffe handeln, wenn wir auch die genaueren Mechanismen noch dahingestellt sein lassen müssen. Wir können uns vorstellen, daß das pathologische Sekretionsprodukt sich auch qualitativ in irgendeiner Weise vom normalen unterscheide, daß es sich nicht um eine reine Hyper-, sondern um eine teilweise Parafunktion handle, und so der veränderte Einfluß auf das vegetative Nervensystem entstehe; es ist aber vielleicht auch denkbar, daß eine Weiterleitung auf das vegetative Gebiet überhaupt fehlt, weil die affektiven Zellen auch keine Zuleitung in Form einer Vorstellung erhalten haben, da ja der Affekt als ein in der Zelle selbst chemisch entstandener zu denken ist. Mit dieser Auffassung, daß nur der auf normalem Wege, von einer primären Vorstellung ausgehende, also gleichsam sekundäre Affekt sich auf dem vegetativen System äußert, stimmt die Erfahrung überein, daß halluzinierte Schmerzen keine Erweiterung der Pupille hervorrufen. Ich erinnere daran, daß beim Tier (der von Hunden angebellten Katze) der Affekt eine Vermehrung von Adrenalinproduktion in der Nebennierenrinde schafft (Asher, Cannon, de la Paz), auf die die sympathischen Reizerscheinungen zurückgeführt werden (Pupillenerweiterung, Pulsbeschleunigung, Blutdrucksteigerung, Aufrichten der Haare), also gerade diejenigen Erscheinungen, deren Fehlen bei den Psychosen des Menschen betont wird. — Es ist (James und Lange) behauptet worden, daß die normalen Affekte erst durch die Veränderungen im vegetativen System zu unserem Bewußtsein geraten sollen; es müßte also auch aus diesem Grund zwischen dem normalen und dem pathologischen Affekt ein Unterschied vorhanden sein, da der letztere gewiß auch unabhängig von den peripheren Erscheinungen des vegetativen Systems bewußt wird. Aber auch der normale Affekt wird, wie sogar durch das Tierexperiment nachgewiesen worden ist, sicherlich höchstens zu einem kleinen Teil durch die Vorgänge auf dem vegetativen Gebiet zum Bewußtsein gebracht.

Deshalb muß von den Zellen, in denen die affektiven Vorgänge unter Bildung der genannten Stoffe vor sich gehen, in der Norm eine Weiterleitung auf das vegetative System stattfinden, die vielleicht allerdings durch das Vorhandensein jener angenommenen Mutterstoffe mitbedingt sein mag. Eine Weiterleitung des pathologischen Affektes auf das vegetative System mag ganz oder teilweise unterbleiben, weil eben die Entstehung des Affektes eine andere war als in der Norm, vielleicht weil ein auslösender Eindruck, eine auslösende Zuleitung hier gefehlt hat, wobei der nähere Mechanismus dieser Erscheinung uns noch dunkel bleibt.

Daß eine pathologische Bildung affektiver Stoffe aber zum Bewußtsein gelangt, kann nur davon herrühren, daß es sich hier um dem Bewußtsein dienende Zellen handeln muß. — Von der Annahme, daß durch einen solchen pathologisch-chemisch ausgelösten Affekt auch bewußt werdende Vorstellungen (Halluzinationen und Wahnideen) ausgelöst werden können, werden wir später sprechen.

Es ist nicht immer vorteilhaft, derartige hypothetische Anschauungen durch Schemata wiederzugeben, und wenn ich es zu tun versuche, geschieht es zum Zweck der Anschaulichkeit (Abb. 1). Eine gewisse Menge der das Zustandekommen des Affektes bedingenden Mutterstoffe in der Zelle mag der Norm entsprechen (a). Bei einer Vorstellung entsteht ein den Affekt begleitender resp. hervorrufender chemischer Stoff und damit die Weiterleitung auf das vegetative System (b). Die Affektreaktion geht mit einem momentanen Aufbrauch des Mutterstoffes einher (Sättigung des Affektes). Dieser bildet sich nachher in gleicher, unter gewissen psychischen Verhältnissen in gewissen Zellen sogar in größerer Menge wieder (gebrannte Kinder); wo das letztere der Fall ist, oder wo eine bessere Bahnung der Zuleitung vorhanden ist, entsteht die affektive Einstellung (c). Ein geringerer Reiz bringt nun die gleiche affektive Reaktion hervor, ein gleich großer eine übergroße (d). Dies wäre ungefähr das Schema der hysterischen Reaktion. Es mag sehr wohl hier in gewissen affektiven Zellen, die mit einer Vorstellung verbunden werden, eine vermehrte Sensibilisierung vorhanden sein. — Unter nicht näher bekannten pathologischen Bedingungen bildet sich der affektive Stoff in der Zelle, vielleicht von einer noch größeren Menge des Mutterstoffes ausgehend, diesmal ohne äußeren Reiz oder auf einen minimalen, und ohne Weiterleitung auf das vegetative System: Affekt des manisch-depressiven Irreseins (e). Das Prinzipielle bleibt die Annahme der Produktion chemischer Stoffe in gewissen Zellen des Zentralnervensystems bei den affektiven Vorgängen. Nicht unterlassen aber möchte ich, darauf hinzuweisen, daß der Zustand der

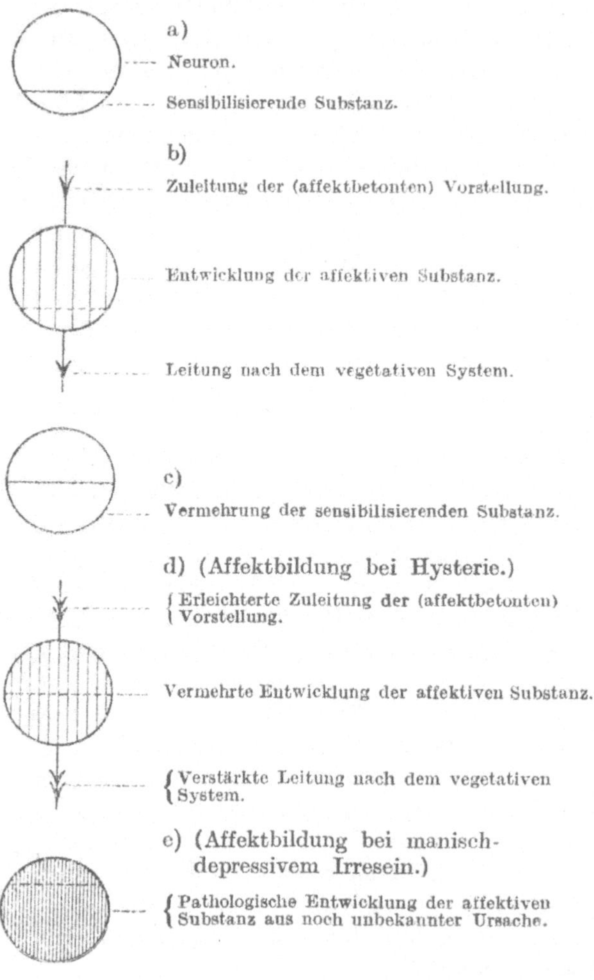

Abb. 1.

verstärkten Sensibilisierung (c), der affektiven Einstellung, nicht einem manifesten, sondern einem latenten affektiven Zustand entspricht, daß er auch bei kürzerer oder längerer Zeit farbloser Stimmungslage existieren kann, also un- oder unterbewußt ist. Wir hätten hier, meines Wissens das erstemal, die Möglichkeit eines physiologischen oder physiopathologischen Substrates eines unbewußten Vorganges (natürlich nicht der Unbewußtheit selber!); verwandt damit sind jene affektiven Spannungen, die, ohne deutlich bewußt zu werden, auf unser psychisches Leben einen so großen Einfluß ausüben können. Wir betreten hier ein sonst nur von der Psychologie bebautes Gebiet von einer neuen Seite. Auch daran sei nochmals erinnert, daß gerade die Hysterie sich mit abnorm starken oder qualitativ abnormen Erscheinungen von seiten des vegetativen Systems verbindet, diese Krankheit, bei der die affektbetonten psychischen Eindrücke von außen die Hauptrolle spielen. Im Gegensatz dazu stehen die rein endogen entstandenen, wenn man will rein chemisch entstandenen Affekte des manisch-depressiven Irreseins.

Eine ungemein schwierige Frage war stets die nach dem Weg der Zuleitung der affektiven Erregung auf das vegetative System. Man hat sich mit der Annahme einer Veränderung des Biotonus im Rückenmark und den anderen nervösen Organen bei den Affekten geholfen. Auffallend blieb dabei stets die Spezifizität der Reaktion bestimmter nervöser Elemente auf die verschiedenen Affekte, des Ganglion lacrimale bei Trauer usw.; wir haben auch gesehen, daß die Nebenniere durch affektive Prozesse experimentell zu vermehrter Adrenalinsekretion veranlaßt wird. Wer sich hier alles vergegenwärtigt, dem kann die Veränderung des Biotonus nicht wohl genügen, sondern er muß direkte zuleitende Wege annehmen. Da eine Vertretung des vegetativen Systems in der Rinde nicht angenommen werden kann (Higier u. a.), ist an zwei Wege zu denken. Es ist neuerdings die Annahme eines Stoffwechsel- und Eingeweidezentrums im Mittelhirn (Karplus und Kreidl, Aschner) in hohem Grade wahrscheinlich gemacht worden, dessen Zusammenhang mit einer großen Anzahl normaler und pathologischer Funktionen so gut wie nachgewiesen worden ist: Polyurie, Glykosurie, Schweißsekretion, Blutdruck, Herztätigkeit, Kontraktion glattmuskulärer Organe (Uterus, Blase). Es sind gerade die Organe, an denen sich die den Affekten parallel gehenden Vorgänge auf vegetativem Gebiet abspielen. Dieses Zentrum mag wohl mit der Rinde in einem uns noch unbekannten nervösen Zusammenhang stehen und bei den Affekten in Tätigkeit gesetzt werden. Denkbar ist aber ferner auch, daß jene affektiven Stoffe oder Derivate davon in den Blutkreislauf gelangen und als Hormone jenes vegetative Zentrum oder auch die peripheren nervösen vegetativen Elemente beeinflussen; wir hätten es hier mit einer direkten inneren Sekretion von seiten des Gehirns bei den Affekten zu tun. Für die letztere Auffassung spricht der Umstand, daß das vegetative System überhaupt unter innersekretorischem Einfluß zu arbeiten pflegt und daß eben die Affekte mit der inneren Sekretion in nahen Beziehungen stehen. Dagegen spricht aber die Schnelligkeit gewisser affektiver Reaktionen (Erröten u. a.), die nicht wohl erklärbar wäre, wenn ein auf dem Blutweg fortgeleiteter Stoff der direkte Veranlasser wäre. —

Gehen wir über zu einer vorläufigen Betrachtung der Verhältnisse bei der Dementia praecox.

Von verschiedener Seite, namentlich von Stöcker (Zeitschr. f. d. ges. Neur. u. Psych. Orig. 32), ist gezeigt worden, daß die Manie und die manische Erregung eines Dementia-praecox-Kranken, sagen wir die katatone Erregung, und daß ebenso die Depression im Sinne des manisch-depressiven Irreseins und die katatone Depression, der katatone Stupor, im Grunde wesensgleich sind, daß sie sich nur durch die bei den katatonen Fällen vorliegende Grundkrankheit unterscheiden. Der Gedanke läßt sich auch etwa so ausdrücken: Beim manisch-depressiven Irresein handelt es sich um die reinen Manien und Depressionen, bei den anderen Zuständen um auf die Dementia praecox simplex oder katatonica aufgepflanzte und durch dieselbe modifizierte Manien und Depressionen. Ein analoges Verhältnis haben wir bei der Paralyse: manische Erregung bei der Paralyse ergibt auf Grund der intellektuellen Störung den sinnlosen paralytischen Größenwahn, Depression bei Paralyse die depressive Paralyse; es kommen aber auch die mehrfach wechselnden Zustandsbilder der zirkulären Paralyse vor. So haben wir auch die senile Manie und die senile Melancholie, d. h. manische Erregung und Depression, die sich auf die, sagen wir ruhige, senile Demenz aufgepflanzt haben. Alle solchen Zustände können ablaufen, und es bleibt die einfache Dementia praecox, die paralytische Verblödung, die Dementia senilis zurück, wie beim manisch-depressiven Irresein die praktisch normale Psyche.

Diese Auffassung wird sehr begünstigt durch die Annahme der Entstehung der manisch-depressiven Zustände aus Anomalien in der Produktion chemischer Stoffe, die sich andern krankhaften Zuständen superponieren, und die Tatsache, daß sie sich verschiedenartigen Erkrankungen des Gehirns, wie es die Dementia praecox, paralytica und senilis im Grunde sind, so ungemein häufig zugesellen, läßt durchblicken, daß die manisch-melancholische Störung wiederum im wesentlichen im Gehirn, jedenfalls nicht bloß außerhalb desselben in den Blutdrüsen zu suchen ist.

Die histologischen Veränderungen bei der Paralyse und der senilen Demenz sind nur imstande, Ausfallserscheinungen zu erklären, die aber zur Erklärung der mannigfaltigen Symptome dieser Krankheiten niemals genügen. Es mag auf den ersten Blick widerstreben, zwei verschiedene Krankheiten zugleich anzunehmen; doch hat dies nichts Gezwungenes: eine Manie oder Depression kann sich zu einer ihr zugrunde liegenden Paralyse verhalten wie eine Hyperazidität zum Ulkus, eine Anazidität zum Carcinoma ventriculi; Hyper- und Anazidität kommen aber selbständig vor, wie die Manie oder Depression.

Was speziell die Katatonie betrifft, so sprechen für ihre Auffassung als toxische Erkrankung die noch stärker als beim manisch-depressiven Irresein ausgesprochenen Erscheinungen von seiten des vegetativen Systems. Walter und Kramburg (Zeitschr. f. d. ges. Neur. u. Psych. Orig. *28*) haben gezeigt, daß bei den chronischen stuporösen Formen der Katatonie die gleichen Veränderungen des Tonus im Gebiet des vegetativen Nervensystems zu finden sind, wie sie Pötzl, Eppinger und Hess bei Melancholien des mittleren Lebensalters nachwiesen: fehlende Reaktion auf Adrenalin, Pilokarpin und Atropin; doch auch bei den akuten Fällen ergaben sich Abweichungen von der Norm. Auch Walter und Kramburg müssen daher in diesen Befunden nicht einen der Dementia praecox eigenen, sondern einen sekundären Befund erblicken. Sie denken bloß an unter dem Einfluß des Stupors entstehende Stoffwechselveränderungen, nicht an eine mit dem Wesen der Krankheit selber zusammenhängende Störung. Doch weist die Katatonie noch so zahlreiche andere und verschiedenartige, mehr oder weniger konstante Erscheinungen auf dem Gebiet des vegetativen Systems auf, wie das Fehlen der affektiven Pupillenreaktion, die vermehrte Speichelsekretion, das Fehlen der plethysmographischen Reaktion, daß auch da ein Zurückgreifen auf einen einheitlichen, zentral angreifenden Prozeß erlaubt ist, an eine Störung im Gebiet der affektiven chemischen Stoffe. Die Verhältnisse kann man sich wohl ähnlich denen beim manisch-depressiven Irresein denken. Auf dem Gebiet des Stoffwechsels sei ferner auf die mit plötzlicher allgemeiner Fettansammlung sich vergesellschaftende schlimme psychische Prognose hingewiesen; wenn die Fettansammlung allein aus Stoffwechselveränderungen infolge des Stupors zu erklären wäre — dieser kann dabei nur leicht ausgesprochen sein und die Adipositát kann nach Rückbildung desselben persistieren —, so erklärt sich das Zusammentreffen mit der schlechten Prognose am ungezwungensten aus mit innersekretorischen Störungen zusammenhängenden Anomalien, die ihrerseits mit der Produktion jener affektiven Stoffe zusammenhängen. Die innersekretorischen Vorgänge sind es ja, die auch den Stoffwechsel in hohem Maße beeinflussen. —

Wir müssen noch einen Schritt weiter gehen. Nach alledem liegt der Gedanke nahe, daß auch der paranoische Symptomenkomplex eine affektive Grundlage haben könnte; eine von Specht aufgestellte theoretische Forderung. Ich muß dieser Auffassung beipflichten und mich in Gegensatz stellen zu der gewöhnlichen, die der Krankheit eine Intelligenzstörung zugrunde legt und die wohl am schärfsten von Bleuler in seiner Arbeit „Affektivität, Suggestibilität, Paranoia“[1]) vertreten worden ist. Ich bin der Ansicht, daß sich der paranoische Symptomenkomplex des Verfolgungs- und Größenwahns auf zwei affektive Grundstörungen zurückführen läßt, deren Hauptsymptome einerseits das Mißtrauen, andererseits das Zutrauen und Selbstzutrauen sind. Ich sehe mich genötigt, auf ein dem bisher behandelten scheinbar fern liegendes Gebiet überzuspringen und auf die Rolle des Affektes bei der Paranoia näher einzugehen.

Ich möchte in folgendem zuerst meine eigene Anschauung bringen und dann die entgegengesetzten zu entkräften versuchen. Unter Mißtrauen verstehen wir zweierlei: einerseits das eine bestimmte Vorstellung begleitende Gefühl des zu erwartenden Nachteils, der Unsicherheit, zugleich der Angreifbarkeit, einer gewissen Inferiorität, des Nichtgewachsenseins der Situation gegenüber. Wir verstehen darunter aber zweitens auch die affektive Einstellung, die solche Gefühle mit besonderer Leichtigkeit entstehen läßt; wenn wir sagen: „Sein Mißtrauen hindert ihn daran, einen Freund zu haben“, so ist es nicht das Mißtrauen in einem bestimmten Fall, das aus einem intellektuellen Urteil entstehen könnte, sondern es ist die dem Charakter entspringende affektive Einstellung, die damit gemeint ist. Hochgradige mißtrauische Einstellung, die überall einen drohenden Nachteil erblickt, führt zu Verfolgungswahn oder zu Angstgefühl oder zu beiden miteinander. Verbindet sich das übertriebene Gefühl der drohenden Gefahr, des drohenden Nachteils mit Vorstellungen auf dem Gebiet unseres Körpers, so entsteht die hypochondrische Vorstellung; die krankhafte Einstellung

[1]) Halle 1906.

auf diesem Gebiete ist die hypochondrische Veranlagung. Jede harmlose Hautabschuppung wird als bedenklich, als gefährlich, als Syphilis gedeutet u. dgl.

Der Gegensatz des Mißtrauens ist das Zutrauen, das sich an eine Vorstellung knüpfende Gefühl des zu erwartenden Vorteils, der Sicherheit; damit wird leicht das der Superiorität verbunden, des Gewachsenseins der Situation gegenüber, des Selbstzutrauens. Auch das Zutrauen kann sich an eine bestimmte Vorstellung knüpfen, kann aber auch eine affektive Einstellung bedeuten, die das Gefühl mit Leichtigkeit entstehen läßt; der Zutrauliche hat die Tendenz, an keine Gefahr zu denken, sich überall sicher zu fühlen. Das krankhaft verstärkte Zutrauen und Selbstzutrauen führt zum Gefühl der Überschätzung, zur Größenidee, der Idee der vermehrten Leistung, des Reichtums usw.

Es liegt auf der Hand, daß die Gefühle und Gefühlseinstellungen des Mißtrauens und des Zutrauens mit dem Selbsterhaltungstrieb in engster Verbindung stehen. Da ihr verstärktes Auftreten die Elemente der Paranoia bildet, möchte ich sie vorläufig als das positive und das negative paranoische Gefühl bezeichnen.

Welche Rolle spielt nun das Urteil, die Intelligenz bei der Entstehung dieser Gefühle? Der Affekt enthält die Stellungnahme des Individuums zu einer Vorstellung und dadurch schon ein gewisses, sagen wir affektives Urteil, das entsteht, auch wenn wir den intellektuellen Prozeß vollständig ausschließen wollten. Das beim Anblick einer Blume entstehende positiv betonte Gefühl beweist uns ohne weiteres das Gefühl des Angenehmen, des eine Gefahr ausschließenden, der Sicherheit; wer vom Donner überrascht wird, wem ein garstiges Insekt über die Hand läuft, beweist durch den negativen Affekt, daß ihm diese Erlebnisse Gefahr, Drohendes, Unangenehmes bedeuten. Der Affekt ist nicht nur die Folge des Urteils, sondern eine vom Urteil nicht zu trennende Begleiterscheinung: Ist es Affekt oder Urteil, wenn sich das Kind beim Nahen eines Fremden hinter die Mutter flüchtet? — Darum ist die affektive Einstellung bei der Entstehung der Wahnideen so wichtig; der eine, der einen Vorübergehenden auf der Straße sich auf die Lippen beißen sieht, erblickt darin eine Bedrohung, der andere die Andeutung, er sei der Prinz von Schaumburg-Lippe.

Und gerade die Unkorrigierbarkeit der Wahnideen durch Belehrung beweist die affektive Grundlage ihrer Entstehung; handelt es sich doch um eine Krankheit, bei der die mangelnde Störung der Intelligenz „daneben" überall betont wird.

Durch das Auftreten eines positiven und eines negativen Affektes bei der Paranoia entsteht eine Parallele zu dem positiven und dem negativen Affekt des manisch-depressiven Irreseins, sagen wir denen der Freude und der Trauer; der große Gegensatz ist aber der, daß sich mit dem manisch-depressiven Irresein erleichterter oder gehemmter Gedankengang, vermehrte oder verminderte psychomotorische Äußerung usw. verbinden, die beim paranoischen Affekt fehlen, daß wir beim manisch-depressiven Irresein einem manifesten Affekt gegenüberstehen, bei der Paranoia aber einem Einstellungsaffekt, der sich nur mit bestimmten Vorstellungen verbindet. Wichtig ist, daß der manische positive Affekt den positiven paranoischen, nämlich das Selbstvertrauen, das Gefühl der Sicherheit, die Neigung zu Größenideen, und daß der depressive Affekt den negativen paranoischen, das Mißtrauen, das Gefühl der Unsicherheit, der Inferiorität in sich schließt oder wenigstens in stärkstem Maße dazu disponiert. Die positive und die negative paranoische Affekteinstellung sind im positiven und negativen manisch-depressiven Affekt enthalten. Wie der negative paranoische, kann auch der depressive zur Hypochondrie führen. Aber nicht nur das; wie es beim manisch-depressiven Irresein Mischzustände gibt, gibt es solche auch beim paranoischen Prozesse: positive und negative Einstellung können sich miteinander vereinigen; der positive und der negative Affekt verbinden sich jeder mit bestimmten Vorstellungen, Vorstellungsgruppen, und wir haben dann die Paranoia completa, die Verbindung von Verfolgungs- und Größenideen, vor uns. Ähnlich werden ja auf dem Gebiet des manisch-depressiven Irreseins Zustände von gehobenem Selbstgefühl und depressiver Stimmung erwähnt. Der Auffassung Spechts hingegen, daß überhaupt jedes Mißtrauen aus einer positiven und einer negativen Komponente entstehe, kann ich nicht beistimmen; gerade ein ausgesprochenes, sich mit Angst verbindendes Mißtrauen braucht gewiß keine positive Komponente zu haben.

Es gibt noch andere, dem Zutrauen und dem Mißtrauen ähnlich sich verhaltende Affekte, ich meine die der Zufriedenheit und der Unzufriedenheit. Beide können sich auf eine bestimmte Vorstellung beziehen, und auch da ist die Stimmung vom Resultat der Überlegung, vom Urteil schwer zu trennen. Wir können aber auch mit diesen Ausdrücken die allgemeine Affekteinstellung bezeichnen, die zufriedene und unzufriedene Gemütsanlage. Wir verstehen unter der ersten die Tendenz, die Lage zu billigen, unter der zweiten die Tendenz, sie zu mißbilligen; man pflegt für den letzteren oft die wenig glücklichen Ausdrücke „gereizt", „nervös" od. dgl. zu gebrauchen. Die erstgenannte Tendenz disponiert „zum Frieden" mit der Umgebung, die zweite zum Hader, zum Unfrieden. Und auch da sehen wir ein bestimmtes Verhältnis zu den manisch-depressiven Stimmungen. Die Manie disponiert trotz ihres Glücksgefühls zur Unzufriedenheit, zum Nörgeln, Aufbegehren, deren höherer Grad der Zorn ist; die Depression disponiert zur Unzufriedenheit mit sich selber, zur Selbstanklage. Auch der Alkohol schafft häufig die unzufriedene Stimmung, und zwar auch schon nach recht geringen Dosen, wo von einer „Alkoholwirkung" überhaupt nicht die Rede zu sein pflegt. Und bei der Dementia praecox wird gerade diesen Einstellungen im allgemeinen zu wenig Achtung geschenkt.

Unzufriedene wie mißtrauische Einstellung können auch bei momentan farbloser Stimmung vorhanden sein und sind doch affektive Eigenschaften des Menschen. Ich kann also Bleuler z. B. nicht folgen, wenn er sagt: „Die Ableitung der Krankheit aus einem pathologischen Affekt ist bis jetzt nicht gelungen. Speziell das Mißtrauen, das die Grundlage der Paranoia sein soll, ist gar kein Affekt." Ich möchte auf die einzelnen Ausführungen etwas näher eingehen. Bleuler geht von einem Beispiel aus: „In einer Gegend, die nicht räubersicher ist, begegne ich einem jungen Mann. Er sieht aus wie ein Primaner, trägt eine Botanisierbüchse. Ich habe dabei keinen Gedanken weder an Mißtrauen noch an Zutrauen. — Treffe ich einen Bauern mit seinem Arbeitswerkzeug, der ordentlich aussieht, schwielige Hände hat, so habe ich Zutrauen zu ihm; ich fühle mich sicherer, mit ihm zu gehen als allein. Treffe ich einen Mann an, dessen Anzug, Haltung, Gesicht den Typus eines Herabgekommenen trägt, so mißtraue ich ihm. Ich weiß nicht, daß er mir etwas tun will; vielleicht ist er ein ganz ungefährlicher Straßentrotter; aber er könnte doch an mein Geld wollen. Wird ein solcher Mann irgendwie deutlicher, läßt er in nicht zu verkennender Absicht einen Revolver sehen, so mache ich mich auf einen Angriff gefaßt.

Das Wesentliche an all diesen Vorgängen sind Wahrnehmungen und Auslegungen, also Erkenntnisvorgänge, intellektuelle Prozesse. Beim Primaner denke ich weder an Gefahr noch an Schutz. Vom Bauern weiß ich, daß er ungefährlich ist; vom Drohenden weiß ich, daß er gefährlich ist, beim verdächtig Aussehenden reichen Beobachtung und Schlußvermögen nicht aus, um mich zu entscheiden: gegen diesen hege ich Mißtrauen. Ich kann die Vorgänge beschreiben, ohne von einem Affekt zu reden, rein in intellektuellen Ausdrücken."

Diese Ausführung bedarf doch wohl einiger Berichtigung. Diese Situationen können nicht wohl geschildert werden, ohne daß Ausdrücke gebraucht werden, die wenigstens einen Affekt, ein Gefühl in sich schließen. Der Begriff des Bedrohtseins schließt den Begriff der Erwartung von etwas Unangenehmem in sich, eines affektiven Vorganges oder Zustandes, der der Lösung harrt, z. B. des Verlassens der unsicheren Gegend. Das Bedrohtsein fällt subjektiv z. B. dann weg, wenn der Reisende selber sich genügend bewaffnet glaubt; aber gerade ein solcher scheinbar intellektueller Schluß hängt in hohem Maße von affektiven Verhältnissen ab. Der Feigling und der Mutige, auch der vorsichtige Mutige, mögen die Situation ungefähr intellektuell gleich einschätzen, und doch ist das Gefühl des Bedrohtseins beim ersten ein ganz anderes als beim zweiten, beim zweiten vielleicht eine Mahnung zur Vorsicht, beim ersten eine ausgesprochene Angst. Gegen den nicht Drohenden, nur verdächtig Aussehenden hegt der Reisende Mißtrauen, d. h. die Erwartung von etwas Unangenehmem ist hier nur gering, ungewiß. Auch diese ungewisse Erwartung ist nicht ohne einen Affekt denkbar, der einer Lösung harrt. Schon die Vorstellung des Wanderns in einer räuberunsicheren Gegend an sich ist affektbetont; schon gilt die ungewisse Erwartung von etwas Unangenehmem, bevor überhaupt ein Mensch erblickt wird. Die Bildung dieser Vorstellung hängt von einem intellektuellen Vorgang ab, aber ebensosehr von dem Affektleben des Wanderers. Der intellektuelle Vorgang mag etwa die Belehrung sein, daß in der Gegend vor Zeiten ein Überfall stattgefunden hat. Gerade der Einfluß dieser Überlegung auf den Affekt ist ein subjektiver, beim Mutigen anders als beim Feigling, und hängt von der affektiven Veranlagung des Wanderers ab. Es ergibt sich, daß hier, wie wohl überhaupt, der intellektuelle Schluß und der Affekt praktisch nicht voneinander zu trennen sind, daß sie Hand in Hand gehen, und der stets subjektive Affekt wechselt von Individuum zu Individuum. Nehmen wir auch an, bei einem plötzlichen Ereignis (das nicht durch bloße Überraschung unangenehm wirkt) trete ein Affekt ohne intellektuelle Einwirkung auf, so enthält er doch eine Art Urteil, denn er muß entweder negativ oder positiv sein; das allein enthält ein gewisses Urteil, eine gewisse Stellungnahme. Mit Sicherheit aber handelt es sich beim Mißtrauen um einen mit der Selbsterhaltung eng zusammenhängenden Affekt. Beim Dementia-praecox-Kranken, dem die Affekte fehlen, gesperrt sind, kann das Mißtrauen gewiß nicht entstehen; er wird in der Bedrohung, auch wenn er sie sieht, eben überhaupt nichts Unangenehmes mehr erblicken; das Gefühl des Unangenehmen existiert für ihn nicht, und er kann es daher auch nicht mit der Bedrohung verbinden. Kann der Wanderer aber noch Mißtrauen schöpfen, so hat er noch Affekt. Der Satz: „Nehme ich aber die Erkenntnis, den intellektuellen Vorgang weg, so bleibt kein einheitlicher Affekt, den man als Mißtrauen bezeichnen könnte“ ist deshalb anfechtbar, weil sich eben der intellektuelle und der affektive Vorgang nicht trennen lassen. Nehme ich aber z. B. die Erkenntnis, daß der Erblickte ein Strolch ist, weg, so kann der Wanderer doch ein mißtrauischer Mensch sein und aus seiner eigenen Stimmungslage heraus die ungewisse Erwartung von etwas Unangenehmem haben, auch wenn er den Primaner oder gar den Bauern als solche erkannt hat. Und er wird es gewiß nachher auch sehr wohl irgendwie intellektuell begründen können. Es ist die affektive Einstellung des Wanderers, die das scheinbar intellektuelle Urteil der Sicherheit oder Unsicherheit bedingt.

Wenn ferner auch der Roué der Tugend einer Frau Mißtrauen entgegenbringen soll, d. h. wenn auch nicht nur unangenehmen Dingen Mißtrauen entgegengebracht werden können soll, so ist dies nur Sprachgebrauch; es handelt sich nämlich für den Roué nicht um eine erwartete unangenehme, sondern eine positiv affektbetonte Möglichkeit. Es ist ferner richtig, daß beim Mißtrauen die Intensität des negativen Affektes hin und her schwanken kann, je nachdem die dasselbe begründenden Momente mehr oder weniger im Vordergrund der Betrachtung, also des intellektuellen Vorganges, stehen; wir wissen aber genau, daß es die Affektlage ist oder wenigstens sein kann, bei Kranken wie bei Gesunden, die diese Momente in den Vordergrund zieht oder zurückdrängt. Den Einfluß des Affektes gibt Bleuler selber wieder zu: „Es gibt also gewisse Gemütslagen, in denen Mißtrauen eher auftritt als in anderen.“ „Wollte man das Mißtrauen als Affekt bezeichnen, so müßte man es erst recht unterscheiden von solchen Affekten, die zu Mißtrauen disponieren. Wer leicht geneigt ist, lustig zu werden, braucht nicht lustig zu sein.“ „Ferner führt die gleiche Disposition bei Manisch-Depressiven zu erleichtertem Eintreten von Lust wie Schmerz; die euphorische Stimmung ist ein ausgezeichneter Nährboden für den Zornaffekt. Ein Affekt, der bei bestimmten Gelegenheiten auftritt, braucht also nicht identisch zu sein mit der Stimmungslage, aus der er herausgewachsen ist.“ Es dürften gerade diese Sätze das Geheimnis der affektiven Entstehung des Mißtrauens enthalten. Wie die unzufriedene Stimmung aus der heiteren herauswachsen kann, so auch das Mißtrauen aus der deprimierten. Aber das ohne manifesten Affekt in einem speziellen Fall an eine bestimmte Vorstellung gebundene Mißtrauen entsteht aus einer mehr oder weniger starken mißtrauischen Einstellung, die auch beim Normalen vorhanden ist. Es wird beim mißtrauisch Veranlagten durch einen geringfügigeren Anlaß, sagen wir eine Vorstellung, deren intellektuelle Motivierung des Mißtrauens eine bescheidenere ist, hervorgerufen als beim zutraulich Veranlagten, genau wie der lustig Veranlagte aus einem intellektuell weniger begründeten Anlaß lacht als der ernst Veranlagte. Liegt überhaupt kein momentaner Anlaß vor, so ist weder die mißtrauische noch die lustige Gemütsanlage überhaupt zu erkennen. Deswegen darf man dem Mißtrauen die Eigenschaft als Affekt nicht aberkennen.

Eine in die Augen springende Analogie zum Mißtrauen ist die Unzufriedenheit des Epileptikers, die sich so leicht zur Zornmütigkeit steigert. Der Affekt ist kein dauernd manifester wie bei der Melancholie oder Manie; aber er wird durch geringfügige Anlässe hervorgerufen. Man könnte beim Epileptiker, der unzufrieden ist, weil er, obwohl er nichts versäumt, etwa wegen einer Störung in der Wasserleitung einige Minuten auf sein Bad warten muß, ebensogut von einer intellektuellen Störung reden wie beim Paranoiker, der aus der gleichen Ursache mißtrauisch wird und irgendeine böswillige Absicht des Wärters vermutet. Der Epileptiker begründet sein Verhalten mit der Ungeschicklichkeit, mangelnden Ordnungsliebe, Rücksichtslosigkeit des Wärters, der Paranoiker vielleicht mit dessen Absicht, ihm Schaden zuzufügen. Aber die affektive Einstellung und die durch sie bedingte Reaktion sind bei beiden das Wesentliche; doch werden sie erst durch die Gelegenheit manifest; der eine wie der andere können vor dem Ereignis äußerlich vollkommen farbloser Stimmung gewesen sein und haben doch ihre spezifischen Einstellungen mit sich herumgetragen.

Bleuler gibt zu, daß ein ähnliches Verhältnis zwischen Affekt und Wahnidee wie bei der Paranoia bei den allerleichtesten Fällen von Melancholie und Manie vorkomme: auch da haben wir einen Analogiefall zur Paranoia, indem der Affekt zu einer affektiven Einstellung abgeblaßt ist; aus dem anhaltend lustigen Manischen ist ein bei leichter Gelegenheit Lustiger geworden.

Ich pflichte aber Bleuler bei, wenn er die Ansicht Spechts bestreitet, daß das Mißtrauen aus der Mischung von manischem und depressivem Affekt entstehe.

Bleuler erinnert ferner daran, daß Manische und Melancholische ihre Affektbetonung gegenüber den verschiedenen Erlebnissen beibehalten, während der Paranoiker sein Mißtrauen nur an einen geringen Teil seiner Erlebnisse anknüpft. Dem ist entgegenzuhalten, daß auch der dauernd manifeste Affekt des Melancholikers nur an relativ sehr spärliche Erlebnisse und Vorstellungen zu Wahnideen verankert wird. Der Paranoiker kann aber schließlich von allen Leuten verfolgt werden, so gut wie der Melancholiker an allem Unglück auf Erden schuld ist. Oder der melancholische Affekt verankert sich an gewisse Vergehen in sexueller (Onanie) oder religiöser (Lästerung Gottes) Hinsicht, die, wenn man eine größere Zahl von Fällen überblickt, nicht mannigfaltiger sind als die paranoischen Ideen.

Schließlich betont Bleuler, daß der ausgesprochene Paranoiker nicht mehr mißtraut, sondern weiß, daß er verfolgt wird. Auch das ist für eine Störung des Intellekts nicht beweisend. Auch der Melancholiker weiß schließlich, daß er verloren ist und hingerichtet wird; in den ersten Stadien fürchtet er es nur, parallel der Stärke seines Affektes.

Die Auffassung der Paranoia als isolierte Störung der Verstandestätigkeit darf demnach mit Recht als wenig haltbar bezeichnet werden. Warum sollte es sich bei der Paranoia um eine nur in Beziehung auf gewisse Wahnideen herabgesetzte Intelligenz handeln? Ist es denn im Alltagsleben nicht ein Zeichen des Affektes, wenn die Intelligenz nur auf ganz bestimmten Punkten versagt: Fanatismus, Liebe, Ehrgeiz usw.? Nimmt man als Grundlage der Paranoia die krankhafte Eigenbeziehung und Erinnerungstäuschungen an, so ist dem entgegenzuhalten, daß gerade Eigenbeziehungen es sind, die auf eine affektive Grundlage hindeuten, wie ja überhaupt das Affektive im wesentlichen das Subjektive am Menschen ist. Zum Wesen der Wahnidee gehört überhaupt eine affektive Grundlage; daher ihre rein egozentrische Richtung, weil eben die Affekte die

Stellungnahme des Ich zu den Vorstellungen sind. Das dem Affekt Entsprechende wird gebahnt, das Entgegenstehende wird gehemmt; daher die Unkorrigierbarkeit durch Vernunftgründe; nur das hat Geltung, was in der Richtung der Wahnidee, richtiger des ihr zugrunde liegenden Affektes liegt. Dies gilt auch für die primordialen Wahnideen, die délires d'emblée. Aus dem gleichen Grunde spielen Erinnerungsfälschungen bei der Entstehung der paranoiden Ideen eine große Rolle; aber dasselbe ist bei der Melancholie der Fall: „sie verwandeln kleine Fehler und unschuldige Handlungen in die größten Sünden."

Der chronische Verlauf braucht nicht gegen das affektive Wesen der Paranoia zu sprechen; die affektive Einstellung kann Jahrzehnte dauern und sehr langsam zunehmen; auch der normale Mensch wird mit den Jahren mißtrauischer. Aber mit der Manie und der Melancholie hat die Paranoia den entsprechenden Charakterzug außerhalb resp. vor der Zeit der Krankheit gemein: der heiter Disponierte erkrankt relativ häufig an Manie, der Ernste an Melancholie, der Ängstlich-Mißtrauische an Paranoia.

Intelligenzstörungen werden sonst nur auf Grund ausgesprochener allgemeiner Schädigungen des Gehirns beobachtet, namentlich toxischer Natur, wie bei Alkohol und Syphilis; isolierte Intelligenzstörungen sind außer der bei der Paranoia aufrecht erhaltenen der modernen Psychiatrie sonst fremd geblieben.

Das paranoische System ist demnach der Ausdruck der in bestimmter Richtung sich auswirkenden Affektstörung, bei der die durch dieselbe gefälschten Vorstellungen durch die noch vorhandene Intelligenz gestützt werden. Je mehr aber die Intelligenz daneben geschädigt ist, desto mehr verschwindet auch das System (Zerfall des Systems). Der Grund, warum die Paranoia sich einmal mit Vorstellungen dieser, ein andermal mit solchen einer anderen Richtung ausbildet, ist uns so gut oder so wenig bekannt, wie der Grund, warum eine Melancholie sich auf dem religiösen, die andere auf dem sexuellen Gebiet abspielt. Der Einfluß von Eindrücken des Vorlebens ist bald deutlich zu erkennen, bald kaum zu vermuten.

Der paranoische Größenwahn ist die genaue Umkehrung des paranoischen Verfolgungswahns. Er entspringt nicht einer beständig gehobenen manischen Stimmung, sondern einer affektiven Einstellung, der der Vertrauensseligkeit, des Zutrauens in die Umgebung, dem Selbstvertrauen, allgemein ausgedrückt, der ungewissen Erwartung von etwas Angenehmem. Die krankhaft übertriebene Einstellung dieser Richtung verankert sich an gewisse Vorstellungen und daraus entspringt der Größenwahn, die reiche Erbschaft, die reiche Heirat, die wichtige Erfindung, die hohe Abkunft: disponiert wird der Größenwahn aber bekanntlich auch durch die heitere Stimmung der Manie.

Der Beziehungswahn nun kann sowohl der positiven als der negativen paranoischen Einstellung entspringen. Bleuler sagt zwar, es brauche gar kein Affekt da zu sein, um den physiologischen Beziehungswahn zu produzieren, wie z. B. bei dem, der das erstemal in einer neuen Uniform ausgeht und aller Blicke auf sich gerichtet glaubt. Es genüge, wenn aus irgendeinem Grunde eine Idee beständig im Vordergrund steht, hier das Auftreten in dem ungewohnten Kleid; aber dies Imvordergrundstehen einer Idee ist eben ihre Affektbetonung. Ich glaube auch nicht, daß es Wahnideen gibt, deren Mittelpunkt nicht das Ich wäre.

Specht hält es nicht für eine Wahnidee, wenn jemand Kieselsteine für Diamanten ansieht, und Bleuler weiß dafür keinen anderen Namen als den eines einfachen Irrtums. Und doch ist es gewiß eine Größenidee, weil der Kranke mit den überall gefundenen Diamanten reich wird, also eine Idee mit deutlicher Egozentrizität. Einer Kranken mit derartigen Ideen gehört denn z. B. auch die ganze Anstalt. Eine Idee, die etwa Granit mit Glimmer verwechseln würde, wäre als Irrtum anzusprechen; aber wo würde sich die Psychiatrie mit dieser Idee beschäftigen?

Größen- und Verfolgungsideen können sich nun in analoger Weise kombinieren, wie wir auch Mischformen beim manisch-depressiven Irresein entstehen sehen. Ihrer gleichzeitigen Entwicklung steht hier nichts im Wege, weil es nicht sich um zugrunde liegende manifeste Affekte, sondern bloß um affektive Einstellungen handelt, die sehr wohl nebeneinander existieren und sich nach gewissen Richtungen hin entwickeln können. Sie lassen sich sogar mehr oder weniger gut logisch verbinden und bekanntlich wurden ja eine Zeitlang die einen aus den anderen abgeleitet.

Bleuler läßt die Paranoia aus Irrtümern entstehen, „wie sie bei Gesunden unter analogen Affekten auch vorkommen, und aus einer Anknüpfung zufälliger Erlebnisse an einen durch Affekt und Ideengang beständig wach erhaltenen Gedankenkomplex, wie er ebenfalls normalen psychischen Vorgängen entspricht". Dies ist richtig, wenn auch die affektive Einstellung nicht berücksichtigt wird; jedenfalls läßt auch Bleuler hier den Affekt eine Rolle spielen. „Pathologisch ist nur die Fixierung des Irrtums, wodurch er zur Wahnidee wird, und dann das weitere Umsichgreifen des Wahns, wodurch die Abnormität zur Paranoia wird." Gerade dieser Prozeß aber ist ohne die Annahme der affektiven Einstellung nicht zu erklären; durch sie aber sehr wohl, und ihr steht nichts im Wege.

Sehr gut beleuchtet wird die Rolle der affektiven Einstellung durch die hypochondrischen Wahnideen. Sie entstehen aus einer ungewissen Erwartung von etwas Unangenehmem von seiten des Körpers und ihre affektive Entstehung ist kaum zu leugnen, wenn auch der Syphilidophobe seine Beweise mit Hilfe des Lehrbuchs bringt. So entsteht die Paranoia mit hypochondrischer Färbung. Aber wiederum die gleichen Wahnideen sehen wir auf dem Boden des melancholischen Affektes entstehen, es kommt zur hypochondrischen Melancholie, die eine Erscheinungsform des manisch-depressiven Irreseins sein und in Anfällen ablaufen kann. Auch diese Tatsache spricht für die affektive Entstehung der Paranoia. Die Analogie mit der Entstehung der Größenideen bei der Paranoia und der Manie liegt auf der Hand.

Die Literatur über die Paranoia beweist übrigens, daß von zahlreichen Autoren dem Affekt mehr oder weniger Wichtigkeit für ihre Entstehung zugemessen wird. Ich kann mich da auf die kürzlich erschienene Monographie Krügers[1]) stützen. Die paranoische Konstitution zunächst äußert sich bei den einen in einem hochmütigen, überlegenen Wesen, bei anderen in einem furchtsamen, schüchternen, noch andere sind mißtrauisch, empfindlich, zur Kritik der anderen geneigt. Es handelt sich da somit durchweg um affektive Eigenschaften, und zwar um affektive Einstellungen. Bei den meisten findet das

[1]) Dr. Hermann Krüger, Die Paranoia. Monographie a. d. Gesamtgebiete der Neurol. und Psychiatrie, herausgegeben v. M. Levandowsky und K. Wilmanns. Heft 13.

Ichgefühl eine besondere Betonung, insofern dasselbe über Gebühr in den Vordergrund tritt. Das Individuum vermag sich nicht anzupassen, es schleift sich im Gesellschaftsleben nicht ab. Bei der Paranoia fand Moeli „häufig einen primär veränderten Affektzustand wie Unruhe, Mißtrauen und Empfindlichkeit" im Beginne der Krankheit. Nach Sandberg entsprechen die Wahnideen den Affekten, aus denen sie geschlossen werden; die Kleinheitsidee der Depression, die Größenidee der Euphorie und die Verfolgungsidee dem Mißtrauen. Linke sprach sich dahin aus, daß der Affekt der gespannten Erwartung, „der objektlose Erwartungsaffekt", die primäre Gefühlsstörung im Beginne der Paranoia bilde. Auch Pick hält „nicht einen besonderen Affekt, sondern die unbestimmte Unruhe oder, allgemeiner ausgedrückt, den Erwartungsaffekt für die Grundlage der krankhaften Eigenbeziehung. Das Bestehen einer mißtrauischen Verstimmung im Beginne der Paranoia fanden auch Störring und Margulies, die letzterer aus dem Affekte der unbestimmten Unruhe entstehen läßt. Nach Kleist sind die Wahnvorstellungen in ihrer ganz überwiegenden Mehrzahl an krankhafte Veränderungen des Affektlebens geknüpft." Und sogar bei der Besprechung der Bleulerschen Arbeit kommt Krüger, im Grund im Gegensatz zu Bleuler, zu dem Schluß, „daß in letzter Linie doch der Affekt, der die genannten seelischen Zustände hervorbringt und begleitet, als die Stimmungslage, das Denken, Wollen und Handeln des Paranoikers in der Zeit vor der Wahnbildung und während der Wahngenese beherrschend angesehen werden muß". Diese Auffassungen alle stimmen mit der meinigen erfreulich überein; ich möchte nur den Ausdruck Spannung durch den der Einstellung ersetzen, weil die Spannung eher als etwas subjektiv Empfundenes gedacht wird. Spannung und Einstellung gehen überdies ineinander über. Eine Einstellung kann vorhanden sein ohne Erwartung. Die Spannung schließt nicht nur eine verstärkte Einstellung in sich, sondern entspricht dem Übergang der Einstellung in das Gefühl, d. h. der beginnenden, minimalen Produktion affektiver Substanz.

Eindrucksvolle Erlebnisse sind im Leben des Paranoikers nicht ohne Bedeutung. Nach Krüger ist aber die Affektrichtung, die solche stark gefühlsbetonte Erlebnisse zeigen, für die Richtung des durch sie ausgelösten Wahnes völlig bedeutungslos: stark unlustbetonte Momente könnten sowohl die Ursache von Verfolgungs- wie von Größenideen werden. Wir haben bereits gesehen, wie die affektive Einstellung den Wahn bedingt, wie das gleiche Ereignis zu verschiedener Wahnbildung Anlaß geben kann. Tiling anderseits nahm an, daß überhaupt die chronische Paranoia fast ohne das Hinzutreten eines fremden, neuen Momentes aus dem natürlichen angeborenen Charakter des Individuums herauswachse.

Etwas anders liegen die Verhältnisse beim Querulantenwahn. Hier handelt es sich um den Wahn der rechtlichen Benachteiligung. Dieser Wahn ist auf bloßes Mißtrauen nicht zurückzuführen. Kraepelin erwähnt die vielfach geäußerte Ansicht, daß die Streitsucht gewissermaßen nur eine mildere Form oder die Einleitung des Querulantenwahns darstellt, hält sie aber für mindestens zweifelhaft, da sie auch bei höchster Ausbildung nicht zum Querulantenwahn zu führen braucht, und da viele Querulanten sonst nicht streitsüchtig sind. Ich glaube, daß das querulierende Moment, das mit dem räsonierenden eng verwandt ist, sich einheitlich als Gefühl der Unzufriedenheit, allgemeiner gesagt, der Mißbilligung der Lage, des Nicht-„recht“-Findens bezeichnen läßt. Auch hier handelt es sich um eine affektive Einstellung, die sich nun in pathologischer Weise speziell auf dem Gebiet des Rechtsgefühls mit bestimmten Ideen verankern kann, ähnlich wie der Verfolgungswahn sich auf speziellen Gebieten verankert. Der Querulant kann sein „Recht nicht finden“. Bei den auch sonst streitsüchtigen Querulanten ist diese affektive Einstellung auch auf anderen Gebieten verankert, bei den sonst friedfertigen ist dieses Letztere ausgeblieben. — Damit wäre auch erklärt, daß auch manische Zustände zum Querulantenwahn veranlagen. Die Manie veranlagt zum Räsonieren und Querulieren, wie die Depression etwa zur hypochondrischen Idee. Es gibt eine räsonierende Manie, wie es eine hypochondrische Melancholie gibt. Damit stimmt ferner überein, daß der Querulantenwahn sich nicht mit Größenideen zu vergesellschaften pflegt, weil die Gegenstücke zur Unzufriedenheit, die Zufriedenheit, die Billigung der Lage, auch die sich auf das Ich beziehende Selbstzufriedenheit, wenn sie ins Extrem wachsen, weniger dazu zu disponieren geeignet sind, als das Selbstzutrauen. Das Gefühl der Unzufriedenheit, die Mißbilligung der Lage, mag aber überhaupt bei der Paranoia und der Dementia paranoides eine viel größere Rolle spielen, als gewöhnlich betont wird, und zahlreichen „Verstimmungen“ und ähnlichen Erscheinungen zugrunde liegen.

Die Paranoia entsteht aus einem pathologischen Affekt, genauer gesagt, aus einer pathologischen affektiven Einstellung; diese kann eine negative sein — Mißtrauen, Erwartung von etwas Unangenehmem von seiten anderer oder des Ich: negative paranoische Affekteinstellung, aus denen der Verfolgungs- und der hypochondrische Wahn erwachsen; oder aber eine positive — Vertrauensseligkeit, Erwartung von etwas Angenehmem von sich oder anderen: positiv betonte paranoische Affekteinstellung, aus der der Größenwahn entspringt. Eine andere Richtung einer negativen paranoischen Einstellung, die der Unzufriedenheit, der Mißbilligung der Lage, führt zum Querulantenwahn. Die affektiven Einstellungen verankern sich mit gewissen Vorstellungen und bilden Wahnideen, in gleicher Weise, wie sich der positive oder negative Affekt des manisch-depressiven Irreseins mit gewissen Vorstellungen verankert und die manischen oder melancholischen Wahnideen bildet. Der positive wie der negative Affekt des manisch-depressiven Irreseins bilden ähnliche Nährböden für die positiven oder negativen paranoischen Wahnideen, wie die positive und die negative paranoische Einstellung selbst. Ich gehe somit mit Bleuler darin einig, daß bei der Paranoia ein affektbetonter Komplex im Vordergrund der Psyche steht. Der Affekt, der nach Bleuler mit dem Komplex nur zusammenhängt, nach mir als affektive Einstellung den Komplex schon entstehen läßt, läßt eben Irrtümer entstehen, und zwar nach gleichen Mechanismen wie bei gemütlich erregten Gesunden. Wenn das Pathologische darin liegt, daß diese Irrtümer um sich greifen, so muß der Grund davon nicht in einer Störung der, sonst ja so auffallend intakten, intellektuellen Funktionen liegen, sondern in einer Störung des affektiven Lebens, der weiter arbeitenden affektiven Einstellung.

Was nun die Entstehung der Krankheit betrifft, so muß ich auch hier wieder eine Störung auf dem Gebiet chemisch wirkender, mit der Bildung der Affekte zusammenhängender Stoffe, für naheliegend annehmen und zwar aus folgenden Überlegungen: Ich habe dargetan, daß im allgemeinen für die Abhängigkeit der Affekte von gewissen chemischen Vorgängen eine gewisse Wahrscheinlichkeit vorliegt. Daß speziell die Art der affektiven Reaktion, die affektive Einstellung, von innersekretorischen Verhältnissen abhängt, kann ja keinem Zweifel mehr unterliegen. Ich erinnere nochmals an den gutmütigen, langsamen Charakter der Hypothyreoiden, den reizbaren, ungeduldigen, unverträglichen, unzufriedenen der Hyperthyreoiden, und zwar handelt es sich hier viel weniger um manifeste Stimmungsanomalien als um verschiedene affektive Einstellungen. Auch der menschliche männliche Kastrat ändert seinen Charakter. Es ist daher gewiß nicht fernliegend, wenn wir bei der Paranoia, deren Entstehungsweise ja sonst völlig im Dunkeln liegt, an eine Störung chemischer Vorgänge denken. Ist doch die Entstehung eines paranoischen Symptomenbildes aus toxischen Ursachen eine allbekannte Tatsache: des Eifersuchtswahns der Trinker. Es wird niemand leugnen wollen, daß es sich hier um eine aufs deutlichste ausgesprochene krankhafte affektive Einstellung auf toxischer Basis handelt. Auch hier handelt es sich um Mißtrauen, um mißtrauische Deutung von Beobachtungen und um Wahnideen auf einem ganz speziellen Gebiet. Die Erklärung der Entstehung der Zustände aus dem Gefühl der sexuellen Impotenz, des schlechten Verhältnisses zu der Frau allein u. dgl. entsprechen den Tatsachen nicht immer. Daß aber eine derartige mißtrauische Einstellung auf toxischer Grundlage entstehen kann, beweist die Beobachtung (Kraepelin), daß eine weitere chronische Vergiftung, der Kokainismus, zu ähnlichem, äußerst heftigen Eifersuchtswahn führen kann. Und schließlich erinnere ich daran, daß auch Bleuler selber in seiner zitierten Arbeit an eine Vergiftung oder anatomische Veränderung des Gehirns denkt; die letztere aber ist bei der Paranoia unbekannt und so gut wie sicher auszuschließen.

Wenn wir nun in der Paranoia ebenfalls eine affektive Störung, d. h. eine auf einer Störung chemischer Vorgänge beruhende Krankheit erblicken, so steht nichts im Weg, das Verhältnis der Paranoia zur Dementia praecox mit dem der Manie und der Melancholie zu der Dementia praecox in Parallele zu setzen. Die klinischen Tatsachen unterstützen diese Auffassung. Wir haben neben der rein affektiven Störung, der Paranoia, die auf eine Dementia praecox aufgepflanzte und durch diese modifizierte Paranoia, d. h. die Dementia paranoides oder das Paranoid vor uns. Ihre Elemente sind die paranoische Störung einerseits, die Dissoziation der Affekte und Vorstellungen anderseits. Ist die Dissoziation stark ausgesprochen oder handelt es sich um die Beimischung katatoner Symptome, so ist die Unterscheidung des Zustandes leicht; es entsteht das zerfahrene Wahngebilde der Dementia paranoides. Schwierig ist diese Unterscheidung aber, wenn die Dissoziation nur ganz leicht ausgesprochen ist, wie bei der Dementia praecox simplex, die man sich als einer solchen Dementia paranoides zugrunde liegend denken kann. Jene kann gelegentlich in sehr leichten Formen auftreten; es handelt sich nicht selten um Formen, deren Abgrenzung von der Norm auch dem Irrenarzt schwer fallen kann, und es mag überhaupt eine scharfe klinische Grenze gegenüber der Norm gar nicht geben.

In gleicher Weise kann die Grenze zwischen Paranoia und Paranoid unscharf sein. Im Gegensatz zu der echten, nur sehr langsam progredienten, chronischen Paranoia können aber gewisse Zustände der Dementia paranoides relativ rasch auftreten und sich auch relativ weit wieder zurückbilden; so entstehen jene dem alten Wahnsinn, der akuten Paranoia zugezählten Fälle. —

Es ist das alte Übel der psychiatrischen Forschung, daß ihre Resultate sich nicht, wie die der somatischen Medizin, auf dem Sektionstisch kontrollieren lassen können. Ich habe mich daher gefragt, ob nicht eine Kontrolle der bisherigen Ausführungen auf anderem Wege möglich wäre und bin zu folgendem Resultat gekommen.

Wenn die Affekte auf einer Produktion chemischer Substanzen beruhen, so ist es, wie wir schon annahmen, bei der großen Zahl der verschiedenen Affekte undenkbar, daß jedem Affekt eine besondere chemische Substanz entspreche, sondern es müssen die verschiedenen Affekte sich auf einige wenige Grundsubstanzen, resp. Grundaffekte zurückführen lassen oder durch Kombinationen derselben entstehen. Mit anderen Worten: die übrigen Affekte müssen sich in diese Grundaffekte einreihen lassen.

Will man nun die Affekte auf einige wenige reduzieren, denen die Bildung bestimmter chemischer Stoffe zugrunde liegen soll, so dürfen wir vielleicht von vornherein erwarten, daß es gerade diejenigen sind, die wir als Grundlage krankhafter Zustände bereits kennengelernt haben, d. h. die nach der psychiatrischen Erfahrung sich in krankhafter Weise verstärken können, gleichsam krankhaft hypersezerniert werden; in ähnlicher Weise wie etwa das Vorkommen eines abnormen Zuckergehaltes des Blutes darauf hinweist, daß schon im normalen Körperhaushalt dieser Zuckergehalt eine Rolle spielen könne. Es müssen nach den bisherigen Ausführungen also in Betracht kommen: die Affekte des manisch-depressiven Irreseins, der positive, freudige, und der negative, traurige Affekt; ferner die beiden Paare der affektiven Einstellung: Mißtrauen und Zutrauen oder Erwartung von etwas Unangenehmem und etwas Angenehmem, sowie schließlich Zufriedenheit und Unzufriedenheit, Billigung und Mißbilligung des Vorstellungsinhaltes.

Da wir ferner annahmen, daß unsere Affekte phylogenetisch vorgebildet seien, so muß es sich um solche handeln, die wir uns schon beim niedrigstehenden Individuum denken können.

Dies alles gilt gewiß für die drei genannten Affektpaare. Daß dieselben auch bei Tieren vorhanden sind, wird der kaum bestreiten können, der mit dem Leben unserer Haustiere einigermaßen vertraut ist; bei Katzen, Hunden und Pferden sind die Affekte der Freude und Trauer, des Mißtrauens und des Zutrauens, der Zufriedenheit und der Unzufriedenheit zu bemerken. Aber auch bei viel niedrigeren Tieren, wie bei den Insekten, können wir uns diese Affekte wenigstens denken.

Ich hoffe nun, daß die beiliegende Tabelle den Leser überzeuge, daß ein zwangloses Zurückführen der wichtigsten Affekte auf die genannten drei Affektpaare möglich ist. Ich stelle zum Vergleich die Tabelle der Affekte aus den Wundtschen Grundzügen der physiologischen Psychologie[1]) daneben (Tabellen 1 und 2).

---

[1]) Wilhelm Wundt, Grundzüge der physiologischen Psychologie. Leipzig 1903.

Tabelle 1.

	I.	II.	III.	
Positive Affekte	Teilweise freie Affekte der Gruppe Freude-Leid (den manisch-depressiven entsprechende Affekte)	Mit einer zu erwartenden Vorstellung verbundene Affekte (den paranoischen entsprechende Affekte)	Mit einer zur Tatsache gewordenen Vorstellung verbundene Affekte (den paranoischen entsprechende Affekte)	Positive Affekte
	Affekte der Freude	Affekte der Erwartung von etwas Angenehmem (Zutrauen)	Affekte der Billigung (Zufriedenheit)	
	Freude	Hoffnung Selbstvertrauen [1]) angenehme Erwartung	Vergnügen	
Negative Affekte	Betrübnis Traurigkeit Wehmut Schwermut Gram Kummer	unangenehme Erwartung Angst Furcht Schreck Bestürzung Entsetzen	Ärger Unwille Verdruß Überdruß Erbitterung Zorn Wut Scham [1]) Reue [1])	Negative Affekte
	Affekte des Leides	Affekte der Erwartung von etwas Unangenehmem (Mißtrauen)	Affekte der Mißbilligung (Unzufriedenheit)	

Tabelle 2.

I. Unmittelbare Lust-Unlustaffekte.

(Etwas vereinfacht nach Wundt.)

A. Subjektive Formen.

(Subjektive Gefühlsverschmelzungen und Lust-Unlustgefühle vorherrschend.)

Freude	Leid		
	rein subjektiv	Zwischenformen	subjektiv-objektiv
	Wehmut Schwermut	Betrübnis Traurigkeit	Kummer Gram

B. Objektive Formen.

(Objektive Gefühlsassoziationen, neben Lust-Unlust Erregungsgefühle deutlich hervortretend.)

Vergnügen	Gleichgültigkeit	Mißvergnügen	
		subjektiver gerichtet	objektiver gerichtet
	Überdruß Ekel	Verdruß Ärger Erbitterung	Unwille Zorn Wut

II. Spannungsaffekte.

(Vorwaltend Spannungs- oder Lösungsgefühle.)

Mit Lust	Indifferent	Mit Unlust
Hoffnung	Erwartung Überraschung (plötzliche Lösung der Spannung)	Furcht Angst Sorge Schreck Bestürzung Entsetzen
Freudige Überraschung		

[1]) Auf das Ich sich beziehende Affekte.

Es ergibt sich von selber eine erfreuliche Übereinstimmung der beiden Tabellen, indem der Inhalt meiner Kategorien I, II und III mit dem der Kategorien A, B und C Wundts zusammenfällt. Wir erkennen zunächst, daß die der Kategorie I die nur teilweise an Vorstellungen gebundenen Affekte sind, die ich vorläufig als „teilweise freie" bezeichnen möchte. Auch Wundt nimmt hier „Zwischenformen" und „subjektiv-objektive" Formen an. Wir haben gesehen, daß sie auch im manisch-depressiven Irresein, dessen primäre Affekte sie sind, und wo wir sie als vollkommen frei entstanden angenommen haben, sich mit Vorstellungen zu verbinden pflegen. Die Affekte des Zutrauens und Mißtrauens sind die sich mit einer zu erwartenden Vorstellung verbindenden Affekte und decken sich mit Wundts Spannungsaffekten; die sich mit einer zur Tatsache gewordenen Vorstellung verbindenden Affekte sind die der Zufriedenheit und der Unzufriedenheit, und decken sich mit den objektiven Affekten Wundts. Die beiden Kategorien II und III habe ich nach den früheren Auseinandersetzungen auch als Einstellungsaffekte bezeichnet. Damit, daß sich Mißtrauen und Zutrauen, d. h. die Erwartung von etwas Unangenehmem oder Angenehmem, als Einteilungsprinzip bei den Affekten benutzen lassen, ist nun endgültig bewiesen, daß Mißtrauen und Zutrauen Affekte sind. Mit Recht können wir daher das manisch-depressive Irresein als die Erkrankung der „mehr oder weniger freien" Affekte bezeichnen, die paranoischen Formen als die Erkrankung der Einstellungsaffekte und zwar den Verfolgungs- und den Größenwahn als die Erkrankungen der II. Gruppe, der des Mißtrauens-Zutrauens, den Querulantenwahn hingegen als die Erkrankung der III. Gruppe der Zufriedenheit-Unzufriedenheit. Nach meiner Überzeugung gehören aber noch andere Formen in die letzte Gruppe hinein, ich möchte aber erst später auf diese Frage eingehen.

Aus der Tatsache, daß sich 1. die Affekte überhaupt auf die von mir genannten drei Paare von Grundaffekten zurückführen lassen, daß 2. diese letzteren die dem manisch-depressiven Irresein und der Paranoia zugrunde liegenden sind, und daß es 3. einfache, auch beim Tier zu beobachtende Affekte sind, darf wohl die gesuchte Kontrolle als gelungen bezeichnet werden. Noch eine andere psychologische Frage wird dadurch entschieden, nämlich die, ob die Affekte an und für sich ein Urteil enthalten oder nicht, und welcher Art. Denken wir uns den Affekt ganz ohne Mitwirkung der intellektuellen Prozesse entstanden — dies mag gewiß vorkommen — so enthält die Tatsache, daß er entweder in die Kategorie des Zu- oder die des Mißtrauens, oder in die der Zufriedenheit oder der Unzufriedenheit, also in eine positive oder negative Gruppe fällt, an sich ein gewisses Urteil, das man als das rein affektive Urteil bezeichnen kann.

Wenn nun aber schon die Ähnlichkeit meiner Auffassung der Natur der affektiven Vorgänge mit denen des Sehvorgangs nach der Heringschen Theorie auffallend war, so ist der Parallelismus meiner eben weiter ausgeführten Auffassung der Affekte mit der Heringschen Theorie der Licht- und Farbenempfindung noch viel auffallender (Tabelle 3). Diese Theorie nimmt bekanntlich als Grundlage der Licht- und Farbenempfindung drei Paare von Empfindungen an: Weiß-Schwarz, Rot-Grün, Gelb-Blau. Von diesen 3 Paaren sind zwei, die einfachen Farben, unter sich gleichartig und können daher dem dritten Paar

Tabelle 3.

Farbenempfindung nach Hering.

Weiß	Rot	Gelb
Schwarz	Grün	Blau

Affekte.

	Teilweise freie Affekte:	Affekte, die sich beziehen auf eine Vorstellung, die zu erwarten ist:	zur Tatsache geworden ist:
Positiv	Freude	Zutrauen	Zufriedenheit
Negativ	Leid	Mißtrauen	Unzufriedenheit

in gewissem Sinne gegenübergestellt werden. Die Paare heben sich je gegenseitig zwar nicht vollkommen auf, sind aber immerhin Antagonisten; die Mischung von Weiß und Schwarz gibt Grau; von Rot und Grün Gelblichweiß, von Gelb und Zyanblau Weißlichgrün. Die Weiß-Schwarz-Empfindung kann mit allen Farben zugleich eintreten; sie tönt bei jeder Farbenempfindung als Dunkel oder Hell mit durch. In genau gleicher Weise haben wir auch drei Paare von Affekten vor uns, und wieder können zwei davon, die Einstellungsaffekte, dem dritten, den „teilweise freien" Affekten, gegenübergestellt werden. Die Paare sind auch hier Antagonisten, heben sich aber nicht vollkommen auf, denn ein Übergang von positivem Affekt und negativem Affekt, sagen wir Freude und Trauer, ergibt nicht einen affektlosen Zustand, sondern den sog. gemäßigten, den farblosen Affekt, bei dem man vielleicht an Grau denken kann. Das alleinstehende Paar kann sich auch hier den beiden anderen beigesellen; Trauer z. B. verbindet sich leicht mit Mißtrauen oder Unzufriedenheit, Freude mit Zutrauen und Zufriedenheit. Bei den Farben tönt dabei das weiß-schwarze Paar als Dunkel oder Hell mit durch, Weiß und Schwarz verdünnen, schwächen eine Farbe, mit der sie sich vermischen, in der Richtung nach Dunkel oder Hell hin; ähnlich treten in einer Mischung von Freude und Trauer mit Zutrauen oder Mißtrauen diese letzteren um so weniger hervor, mit je mehr der ersteren sie vermischt, gleichsam in ihnen verdünnt sind. Nach Betrachten einer hellen Fläche entsteht ein sog. negatives Nachbild, indem im Auge eine gleiche dunkle Fläche erscheint, und umgekehrt; ähnlich stellt sich beim Normalen nach intensiver Freude leicht ein Gefühl der Trauer ein, und umgekehrt. Das alleinstehende Paar ist bei den Farben Weiß-Schwarz, bei den Affekten Freude-Trauer; ist es Zufall, daß zur Freude weiße Farben, zur Trauer Schwarz getragen wird, daß man den Traurigen alles „schwarz" sehen läßt?

Es ist eine schwache Seite der Heringschen Theorie, daß sie die Wahrnehmung von Schwarz, Blau und Grün mit einem Wiederaufbau chemischer Substanz sich verbinden läßt; ein solcher wäre also auch mit den negativen Affekten verbunden. Diese Auffassung aber ist überhaupt für uns nur sekundär, und wir brauchen nicht daran festzuhalten; die Konstatierung, daß die Affekte in antagonistisch wirkende Paare zerfallen, genügt.

Hält man sich zum Schlusse noch vor Augen, daß die Retina morphologisch ein Gehirnteil ist, so kann diese höchst eigenartige Koinzidenz gewiß nicht leichthin als Zufall aufgefaßt werden. Sie darf gewiß als eine Stütze mehr für die Auffassung betrachtet werden, daß in der Tat die Affekte Vorgänge sind, die mit der Bildung chemischer Stoffe Hand in Hand gehen.

II.

Es gibt verschiedene Farbentheorien, deren keine sich allgemeine Geltung verschafft hat. Die verbreitetste ist die Young-Helmholtzsche, aber gerade sie leidet unter dem Mangel, daß sie dem antagonistischen Verhalten einzelner Farben nicht genügend Rechnung trägt; und gerade bei den Affekten tritt dieser Antagonismus in den Vordergrund. Dies erschwert das Ziehen einer Parallele.

Eine sehr scharfsinnige Theorie, die den physiologischen Tatsachen in vorzüglicher Weise gerecht wird, ist von Wundt aufgestellt worden; er hat sie als Stufentheorie bezeichnet.

Meine Auffassung der Affekte läßt sich ihr nun durch eine wenig einschneidende Modifikation zwanglos anpassen, und die Parallele zwischen meiner Auffassung der Affekte und der Wundtschen Theorie der Licht- und Farbenempfindung kann noch bedeutend weiter ausgedehnt werden als bei der Heringschen Theorie. Ich möchte nämlich die auf das Ich bezogene Gruppe der auf eine zum Ereignis gewordenen Vorstellung sich beziehenden negativen Affekte, die Affekte der Reue, Scham, als besondere Gruppe behandeln und ihnen den entsprechenden positiven Affekt der Billigung des Ich, gegenüberstellen. Zugleich müssen wir vom Affekt der angenehmen Erwartung, des Zutrauens, den des Selbstzutrauens abtrennen. Wir erhalten dann folgende Einteilung. (Tabelle 4.)

Das Wesentliche dieser Einteilung ist, daß sie sich ohne Zwang bilden läßt und daß stets zwei Affektgruppen in Kontrast zueinander stehen. Davon gibt es nur eine Ausnahme.

Als positiver, mit einer vom Ich ausgehenden, zu erwartenden Vorstellung sich verbindender Affekt läßt sich das Selbstzutrauen betrachten; daß aber ein entsprechender negativer Affekt existiere, glaube ich nicht annehmen zu können. Der hypochondrische Affekt erwartet eigentlich nicht etwas Unangenehmes vom Ich, sondern er fürchtet für das Ich, die Vorstellung ist nicht an das Ich als Ganzes, sondern an einen Körperteil gebunden. Auch wer sich vor seinen psychischen Eigenschaften fürchtet, vor seinen Lastern, vor seiner Trunksucht etwa, der fürchtet für sein Ich in ähnlicher Weise. Wer sich als sündhaft erachtet, der mißbilligt sich. Wer verzweifelt, tut dies, weil er sich in höchstem Grade mißbilligt, oder weil er bestimmte Eigenschaften des Ich oder Umstände der Außenwelt als höchst negativ betont, aber nicht, weil er sein Ich als seinem Ich gefährlich ansieht. Ein derartiger negativer Affekt könnte mit dem Selbsterhaltungstrieb kaum vereinbar sein; es verstärkt vielleicht den Selbsterhaltungstrieb, daß wir einen derartigen Affekt nicht besitzen.

Tabelle 4.

Einteilung der Affekte.

	A. Subjektive Affekte („Stimmungsaffekte", „teilweise freie Affekte").		B. „Vorstellungsaffekte".			
			I.		II.	
			a)	b)	a)	b)
			Affekte, die sich beziehen auf eine zu erwartende,		Affekte, die sich beziehen auf eine zum Ereignis gewordene,	
	1.	2.				
	Reine Stimmungsaffekte:	An eine zur Tatsache gewordene Vorstellung gebundene:	von der Außenwelt ausgehende Vorstellung:	vom Ich ausgehende Vorstellung:	von der Außenwelt ausgehende Vorstellung:	vom Ich ausgehende Vorstellung:
Positive Affekte	(Heiterkeit)	(Freude)	(Zutrauen oder angenehme Erwartung)	(Selbstvertrauen)	(Zufriedenheit mit den anderen)	(Billigung des Ich)
	Ausgelassenheit Fröhlichkeit Heiterkeit	Freude Vergnügen Gefallen	Zutrauen Hoffnung Zuversicht	Selbstvertrauen	Befriedigung Billigung	Überhebung Selbstzufriedenheit Gutes Gewissen
	[Manie]	[Manie]	[Manie Paranoia]	[Manie Paranoia]	[Melancholie]	[Manie Paranoia]
Negative Affekte	(Ernst; trübe Stimmung)	(Trauer)	(Mißtrauen oder unangenehme Erwartung)	(Hypochondrische Befürchtung)	(Unzufriedenheit mit den anderen)	(Mißbilligung des Ich)
	Ernst Betrübnis Leid[1]) Wehmut Hemmung	Trauer Gram Kummer Sorge[2])	Bangigkeit Angst Furcht Schreck Bestürzung[4]) Entsetzen[4]) Verzweiflung		Mißfallen Unzufriedenheit Mißvergnügen Ärger Unwille Entrüstung[3]) Verdruß[4]) Überdruß[5]) Erbitterung Zorn	Scham Schlechtes Gewissen Selbstverachtung
	[Melancholie]	[Melancholie]	[Melancholie Paranoia]	[Melancholie Paranoia]	[Manie Paranoia]	[Melancholie]

[1]) „Es tut mir leid": ev. mit auf die eigene Person bezogener Mißbilligung kombiniert.
[2]) Mit Erwartung von etwas Unangenehmem kombiniert.
[3]) Affekt mit motorischen Begleiterscheinungen.
[4]) Mit dem Affekt des Leides kombiniert.
[5]) Folge eines im Übermaß sich erneuernden positiven Affektes.

Ich möchte in Zukunft die in der Tabelle in Parenthesen gesetzten Ausdrücke nicht als genaue, den Begriff scharf wiedergebende Benennungen, sondern der Kürze halber mehr als Symbole für die schwerfälligen allgemeinen Bezeichnungen (wie negativer, auf eine zum Ereignis gewordene, von der Außenwelt ausgehende Vorstellung sich beziehender Affekt) gebrauchen, evtl. auch nur Zahlen wie + A 1 für heitere Stimmung, — II b für Mißbilligung des Ich usw. Auch Bezeichnungen wie vom Ich ausgehende (b), von der Außenwelt ausgehende (a), Erwartungs- (I) und Ereignisaffekte (II) möchten, wenn nicht elegant, doch genauer sein.

Die Erwartungsaffekte beziehen sich auf Personen und leblose Dinge (Angst, Furcht); die Ereignisaffekte aber mehr auf Personen oder persönlich gedachte Gegenstände, man kann eher gegenüber solchen Ärger, Wut od. dgl. empfinden. Die mit Vorstellungen verbundenen Stimmungsaffekte wiederum beziehen sich auf Personen und Gegenstände (Freude). Der Vorstellungsaffekt billigt z. B. die Handlung eines Sohnes als einer Person, der subjektive oder Stimmungsaffekt läßt Freude an ihm empfinden (oder unpersönlich: Freude an der Handlung, am Geschick des Besitzes des Sohnes). Wer uns um Geld betrügt, über den sind wir ärgerlich oder zornig; der Verlust an und für sich aber macht uns traurig. — Es erscheint mir aber sehr fraglich, ob die Vorstellungsaffekte überhaupt rein vorkommen, ob nicht immer gewisse Modifikationen der Stimmung mit ihnen sich verbinden; wir hätten eine Analogie zu der Tatsache, daß auch die Farben nie rein zur Wahrnehmung gelangen.

v. Monakow, der ebenfalls die Bedeutung des Blutchemismus und der Blutdrüsensekrete bei dem Zustandekommen der Gefühle betont, spricht, wo er von der Entwicklung der Gefühle im ersten Kindesalter handelt, von der Periode, in der „die Zukunft leicht eskomptiert" wird; es entwickeln sich „Gefühle, die der Erwartung, der Hoffnung, einer bestimmten Furcht, einer Enttäuschung usw. entsprechen und die mit den vorher entstandenen Gefühlen in ein ganz bestimmtes Bündnis — oder Absperrungsverhältnis treten. Hier müssen zweifellos besondere (chemisch-physikalische) Prozesse in der Nervensubstanz in Wirksamkeit treten. Auch zeigt sich bei lebhafter Entfesselung der Gefühle mehr als früher, daß ein positives Gefühl das negative automatisch unterdrückt resp. es aufhebt." Erwartung, Hoffnung, Furcht, Enttäuschung usw. aber können nur unsere positiven und negativen Erwartungs- und Ereignisaffekte sein. —

Wundt stellt nun in seiner Theorie der Licht- und Farbenwahrnehmung acht Sätze auf, die ich wörtlich zitieren möchte, um sie mit meiner Auffassung der Affekte zu vergleichen.

I. Wie in der nervösen Substanz überhaupt, so ist auch in den Sehelementen jede Erregung von einem Hemmungsvorgang begleitet: das psychische Äquivalent dieses Hemmungsvorganges ist die Empfindung Schwarz, die sich teils mit den Lichtreizen verbindet und dann den qualitativen Eindruck des größeren oder geringeren Dunkels bestimmt, teils bei dem Wegfall anderer Reize allein zurückbleibt.

1. Auf dem Gebiet der affektiven Vorgänge muß dem Dunkel die düstere Stimmung, dem absoluten Schwarz die absolute psychische Hemmung entsprechen, in die die schwerste düstere Stimmung übergehen kann. Auch die düstere Stimmung kann sich mit anderen Affekten verbinden.

II. Durch jede äußere Netzhautreizung werden zwei Erregungsvorgänge ausgelöst: ein achromatischer und ein chromatischer. Die chromatische Reizung ist eine Funktion der Wellenlänge und der Amplitude der Schwingungen; mit der Wellenlänge ändert sich der Farbenton, mit der Amplitude der Farbengrad oder die Sättigung. Die achromatische Reizung ist hauptsächlich von der Amplitude der Schwingungen, in geringerem Maße aber ebenfalls von der Wellenlänge abhängig, indem sie, auf gleiche objektive Energiewerte bezogen, zuerst von Rot bis Grün zu- und dann gegen das Ende des Spektrums abnimmt.

2. Die Empfindung auslösende Wellenlängen oder etwas Ähnliches spielen bei den Affekten natürlich keine Rolle. Wohl aber entspricht dem achromatischen Erregungsvorgang das Affektpaar Heitere Stimmung - Düstere Stimmung, dem chromatischen die mit Vorstellungen verbundenen Affekte; der Farbenton entspricht der Art des Affektes, daneben können wir auch eine Intensität des Affektes unterscheiden. Beim Affektpaar Heitere Stimmung - Düstere Stimmung können wir, wie beim achromatischen Erregungsvorgang, im wesentlichen nur eine Verschiedenheit in der Intensität erkennen. Ich nenne sie vorläufig Stimmungsaffekte.

III. Bei einer und derselben Wellenlänge folgen beide Erregungen, die achromatische und die chromatische, bei wachsender Lichtstärke verschiedenen Gesetzen, indem die achromatische schon bei schwächeren Reizen beginnt und zunächst die chromatische an Intensität übertrifft. Bei mittleren Reizen nimmt sodann die relative Stärke der chromatischen Erregung zu, um bei den intensivsten abermals der achromatischen das Übergewicht zu lassen.

3. Wo es sich um ganz schwache, d. h. der Hemmung nahestehende, oder um sehr starke freie Affekte handelt, mögen sehr wohl die freien Affekte die Vorstellungsaffekte übertönen, es mögen ausgelassenste heitere oder intensivste düstere Stimmung die Vorstellungsaffekte gar nicht aufkommen lassen, wie intensives weißes Licht oder intensives Dunkel die Wahrnehmung der Farben erschwert oder verhindert. Bei mittleren Graden überwiegen die Vorstellungsaffekte mit Sicherheit. Gerade eine ruhige Stimmungslage begünstigt, bedingt sogar eine feine affektive Reaktion auf Vorstellungen.

IV. Die chromatische Erregung besteht in einem multiformen photochemischen Vorgang, der mit der Wellenlänge stufenweise veränderlich ist, indem er eine annähernd periodische Funktion derselben darstellt, deren äußerste Unterschiede einander ähnliche Wirkungen hervorbringen, während die Wirkungen gewisser zwischenliegender Wellenlängen in der Weise entgegengesetzt sind, daß sie sich, analog wie entgegengesetzte Phasen einer Schwingungsbewegung, vollständig kompensieren können. Die achromatische Erregung besteht in einem uniformen photochemischen Vorgang, der sich bei wechselnder Wellenlänge in seiner Intensität, nicht aber in seiner sonstigen Beschaffenheit ändert, und der in seinen Abstufungen überall den Veränderungen der Lichtstärke parallel geht.

4. Hier läßt sich nun die Parallele sehr schön nachweisen. Die Empfindung Heitere Stimmung bzw. Freude — Düstere Stimmung bzw. Leid ist gewiß als uniform zu betrachten (wie Hell bzw. Weiß — Dunkel bzw. Schwarz). Die Vorstellungsaffekte aber lassen sich zwanglos ebenfalls in eine dem Spektrum ähnliche Skala einreihen, und zwar folgendermaßen:

Selbstzutrauen — Unzufriedenheit mit anderen — Billigung des Ich — Zutrauen, angenehme Erwartung — Zufriedenheit mit anderen — Mißbilligung des Ich — Mißtrauen, unangenehme Erwartung.

Es wird zugegeben werden müssen, daß von jedem dieser Affekte ein Übergang in den folgenden gedacht werden kann, daß sich jeder aus dem vorhergehenden entwickeln kann (nicht muß), wie eine Farbe des Spektrums allmählich in die benachbarte übergehen kann. Selbstzutrauen kann in Unzufriedenheit mit anderen übergehen, diese kann in Billigung des Ich, diese in unbestimmte Erwartung von etwas Angenehmem usw.

Wie zwischen Rot und Violett eine Mischfarbe, das Purpur, entsteht, so mag der Gedanke naheliegen, ob sich auch hier vielleicht zwischen dem ersten Glied der Skala und dem letzten ein weiterer Affekt einschalten lasse. Vielleicht ließe sich zwischen dem Selbstvertrauen und der unangenehmen Erwartung von der Außenwelt eine Art vom Selbst ausgehender unangenehmer Erwartung einschalten, und das wäre nun die hypochondrische Befürchtung. Wie die Wirkung gewisser Farben sich kompensieren kann, so haben wir hier drei entgegengesetzt wirkende Affektpaare. Daß die Zahl der sich kompensierenden Farben eine größere ist als die der Affektpaare, ist kein prinzipieller Unterschied. Ein weiterer, nicht prinzipieller Unterschied liegt darin, daß bei den Farben stets eine Hauptfarbe und eine Übergangsfarbe komplementär sind, bei den Affekten aber zwei gleichnamige Affekte[1]), d. h. bei den Affekten der Antagonismus ein deutlicher ausgesprochener ist. Das mag aber sehr wohl mit dem Wesen der Affekte überhaupt zusammenhängen, durch ihr Wesen direkt gefordert werden.

V. Jeder photochemische Erregungsvorgang überdauert eine gewisse Zeit die Reizung und erschöpft die Erregbarkeit der Sinnessubstanz für den stattgefundenen Reiz. Aus der unmittelbaren Nachwirkung der Reizung erklärt sich das positive und gleichfarbige, aus der Erschöpfung das negative und komplementäre Nachbild. Die Helligkeits- und die Farbenkomponente des Nachbildes zeigen aber einen verschiedenen Verlauf, worin sich beide wiederum als abweichende Vorgänge zu erkennen geben.

5. Gleichartige Vorgänge lassen sich auch bei den Affekten beobachten. Das eine Mal kann ein Affekt nachwirken, analog dem positiven Nachbild; das andere Mal ist ein dem negativen Nachbild analoger Vorgang zu konstatieren, indem, wer z. B. einen heftigen Zornaffekt durchgemacht hat, mild gestimmt ist, wer eine traurige Stimmung überwunden hat, eine kleine Neigung nach der Heiterkeit darbietet. Daß Kinder nach Ausgelassenheit zu weinen pflegen, ist bekannt. Wir dürfen sehr wohl an eine Erschöpfung der sensibilisierenden Substanz denken.

VI. Bei kurzdauernder Lichtreizung bieten ferner diese Prozesse, gemäß den allgemeinen Gesetzen der Nervenerregung, einen oszillierenden Verlauf, indem der die Erholung begleitende Vorgang eine neue, der ursprünglichen gleiche Erregung erzeugt, die dann abermals Erschöpfung hervorruft usw. Aus

---

[1]) Wenn wir die Farben im Spektrum, die Affekte in unserer Skala numerieren, so heben sich bei den Farben auf: 1 (Rot) und 4—5 (Grünblau), 2 (Orange) und 5 (Blau), 3 (Gelb) und 6 (Indigoblau), 3—4 (Gelbgrün) und 7 (Violett), 4 (Grün) und 7—1 (Purpur); bei den Affekten der 2. und der 5., der 3. und der 6., der 4. und der 7.

diesem periodischen Wechsel erklärt sich das oszillatorische Abklingen der Nachbilder.

6. Daß nach einer kurz andauernden, deshalb nicht scharf apperzipierten Erregung der Affekt zwischen dem positiven und dem negativen hin und her schwanken mag, eine Art Ambivalenz sich geltend machen kann, ist denkbar, aber wohl nicht bestimmt zu behaupten.

VII. Die Geschwindigkeit, mit der die achromatische und die chromatische Erregung nach einem kurzdauernden Reiz ansteigen, ist für beide eine derart verschiedene, daß die chromatische ungefähr die doppelte Zeit braucht, um ihr Maximum zu erreichen, als die achromatische. Zugleich ist aber die erstere für die verschiedenen Wellenlängen eine übereinstimmende, eine Tatsache, in der sich in ganz besonderem Maße der einheitliche Charakter der Farbenprozesse zu erkennen gibt. Ebenso ist die Geschwindigkeit, mit der die Erregung sinkt, wiederum für die achromatische und die chromatische Erregung und dann in geringerem Maße für die letztere je nach der Wellenlänge eine verschiedene, indem die Farbenerregung überhaupt länger andauert, außerdem aber bei den brechbareren Strahlen etwas dauernder ist als bei den minder brechbaren. Hieraus erklärt sich der abweichende Verlauf der Nachbilder und der unter gewissen Bedingungen zu beobachtende Farbenwechsel beim Abklingen derselben.

7. Ein affektiver Reiz scheint auch erst eine Veränderung der Stimmung und erst dann den mit der Vorstellung verbundenen Affekt hervorzubringen. Beim Leser einer unangenehmen telegraphischen Depesche nehmen wir wohl erst die düstere Verstimmung wahr, bevor eine nähere Stellungnahme zu der Vorstellung, z. B. Angst, Sorge oder Reue, bemerkbar wird; das gleiche mag der Leser an sich selber bemerken. Diese Affekte klingen auch nicht alle gleich rasch ab. Man darf wohl sagen, daß Angst und Scham langsamer abklingen als wenn nicht Selbstzutrauen doch Zorn, Unzufriedenheit mit anderen; demnach müßten die erstgenannten der Wahrnehmung der stärker brechbaren (violetten), die letztgenannten der der schwächer brechbaren Strahlen (natürlich nicht diesen selbst) entsprechen. Auch scheinen die an Vorstellungen gebundenen Affekte langsamer abzuklingen als die Stimmungsaffekte, wobei wir allerdings das Gefühl haben, daß die Vorstellung als solche den Affekt aufrechterhält, und dies mag in der Tat durch Assoziation gelegentlich auch mitwirken.

VIII. Der Verlauf der sämtlichen Erregungsvorgänge ist in der Weise von dem Belichtungszustand der Netzhaut, der „Adaptation", abhängig, daß infolge der Dunkeladaptation die achromatische Erregbarkeit absolut gesteigert, die chromatische aber in dem Sinne relativ verändert wird, daß ihr Maximum allmählich von den langwelligen auf die kurzwelligen Strahlen übergeht.

8. Wir dürfen wohl die Dunkeladaptation mit einer länger dauernden düsteren Stimmung, die Helladaptation mit einer länger dauernden heiteren Stimmung in Parallele setzen. Sicherlich ist in der düsteren Stimmung unsere Reaktionsfähigkeit für Stimmungsaffekte eine verstärkte und umgekehrt; eine ernste oder trübe Stimmung macht uns feinfühliger, zartfühliger, Ausgelassenheit schädigt im Gegenteil unsere Gefühlsfeinheit. Wie wir ferner in der Dunkeladaptation eine vermehrte Wahrnehmungsfähigkeit für Violett und Blau gegenüber den anderen Farben besitzen, so ist in der düsteren, schwermütigen Stimmung die Affektreaktion im Sinn des Mißtrauens, der unangenehmen Erwartung

und der Mißbilligung des Ich eine verstärkte, wir sind zu Angst, Scham und Zufriedenheit mit anderen in hohem Maße disponiert. In der Helladaptation aber werden Rot und Gelb am besten erkannt[1]), wie der Heitere zum Selbstzutrauen, zur Unzufriedenheit mit anderen, zur Billigung des Ich und angenehmer Erwartung in hohem Maße disponiert ist. Wieder stimmt nun damit überein, daß Angst und Scham der Wahrnehmung der stärker brechbaren (violetten), Selbstzutrauen und Unzufriedenheit mit anderen der der schwächer brechbaren (roten) Strahlen entsprechen.

Zwischen den positiven und den negativen Affekten macht sich eine gewisse Reziprozität in dem Sinne bemerkbar, daß ein in bezug auf das Ich positiver Affekt dem in bezug auf die anderen negativen ruft, wenigstens zu ihm disponiert, und umgekehrt. Wer sich eines Besitzes erfreut, ist zu glauben geneigt, die anderen entbehren ihn; was einer entbehrt, glaubt er bei den anderen zu sehen. Wer mit sich unzufrieden ist (— IIb), hält die anderen für besser (+ IIa), dem Selbstzufriedenen (+ IIb) mißfallen leicht die anderen (— IIa) usw.

Stimmungsaffekte und Vorstellungsaffekte stehen in einem gewissen Gegensatze zueinander. Wir haben gesehen (8), daß die Stimmungsaffekte die Entstehung der Vorstellungsaffekte beeinflussen; aber umgekehrt können auch Vorstellungen die Stimmungsaffekte beeinflussen. Ein reiner Stimmungsaffekt ist vorhanden, wenn keine bestimmte Vorstellung an ihn gebunden ist; man kann heiter, ernst oder trüb gestimmt sein, ohne daß eine bestimmte Vorstellung im Vordergrund stehen muß; aber die heitere oder düstere Stimmung begünstigt die Bildung der Vorstellungsaffekte nach bestimmten Richtungen hin, wie die trübe Stimmung zum negativen Erwartungsaffekt disponiert u. dgl. Umgekehrt kann aber auch eine Vorstellung, ein Eindruck und der damit verbundene Affekt eine bestimmte Stimmung veranlassen. Das Verhältnis zwischen der Vorstellung oder dem Eindruck und der Stimmung, etwa zwischen dem Verlust eines Lieben und der Trauer, ist aber ein anderes als das zwischen Vorstellung und Vorstellungsaffekt, wie etwa zwischen Beleidigung und Zorn. Es handelt sich bei der Trauer weniger um eine persönliche Stellung gegenüber der Vorstellung, als um die Wirkung, ein Wirkenlassen der Vorstellung; das Ich verhält sich dabei mehr passiv; subjektiv ist die Empfindung der Stimmung die Hauptsache. Dies scheint mir das Wesentliche gegenüber den Vorstellungsaffekten zu sein, und ich möchte sie daher von nun an in Übereinstimmung mit Wundts Tabelle auch subjektive Affekte nennen. Innerhalb derselben stellen sich also die reinen Stimmungsaffekte (Ausgelassenheit, Heiterkeit, traurige Stimmung) den mit einer Vorstellung verbundenen subjektiven Affekten (Freude, Trauer, Gram usw.) gegenüber.

Wie nämlich Weiß sowohl helles Licht als eine Farbe, Schwarz das Fehlen der Lichtempfindung (Dunkel) als die Farbe Schwarz sein kann, so können die „Stimmungsaffekte" sowohl Stimmungen als Vorstellungsaffekte sein. Heitere, ernste und düstere Stimmung sind die reinen Stimmungsaffekte, Freude und Trauer die mit einer Vorstellung verbundenen. Das Licht ist somit der reinen Stimmung, die Farbe der Vorstellung zu vergleichen. Der subjektive Affekt nach dem Tod eines Angehörigen ist der rein traurige; der Vor-

[1]) Bei hellem Tage nehmen wir, in einem Gemälde z. B., besser die roten und gelben, in der Dämmerung besser die blauen Farbentöne wahr.

stellungsaffekt ist entweder der der bangen Erwartung oder des mit dem Geschick hadernden; der subjektive Affekt nach einem Erfolg im Beruf ist der rein freudige, der Vorstellungsaffekt entweder der erwartungsvolle oder der das Ereignis billigende. Der negative subjektive Affekt geht, wenn die Vorstellung zurücktritt, in seinen höheren Graden in dumpfes, leeres Brüten und schließlich in den der Wahrnehmung des Schwarz, d. h. in den dem Fehlen der Wahrnehmung entsprechenden Zustand der Gefühlsleere über.

Ein Parallelismus zwischen den beiden Paaren Hell-Dunkel und Freudige Stimmung-Düstere Stimmung ist auch in folgendem zu erkennen. Wie die beiden genannten Stimmungen unser ganzes Denken, Fühlen und Wollen durchziehen, eine gewisse Grundlage desselben bilden, die ganze Art dieser Vorgänge beeinflussen, sich mit anderen gewissen Affekten vermischen, einzelne rufen, andere zurückdrängen, so verbinden sich Hell und Dunkel mit den Farbenwahrnehmungen, beeinflussen sie, vermischen sich mit ihnen, bilden auch wieder eine gewisse Grundlage derselben und prädisponieren zu besserer oder verminderter Wahrnehmung einzelner.

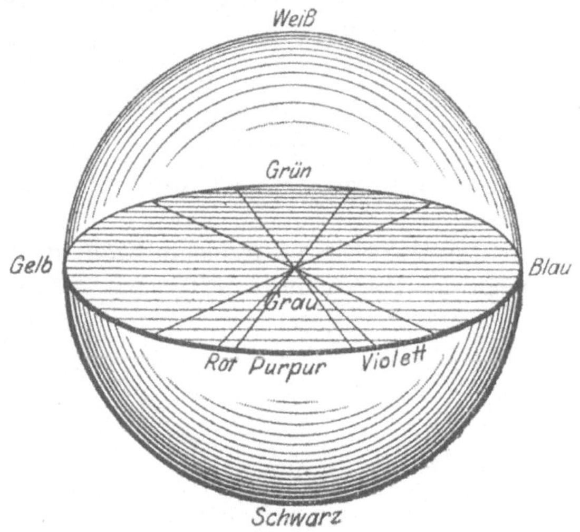

Abb. 2. Farbenkugel nach Wundt.

Eine Parallele zu der Stimmung ist die Stimmung eines Musikinstruments: je nach der Stimmung wechselt die Art des durch Anschlagen oder Streichen hervorgerufenen Tons, wie die Stimmung den Vorstellungsaffekt beeinflußt.

Wundt hat bekanntlich eine Farbenkugel (Abb. 2) aufgestellt. Der Äquator derselben enthält die Spektralfarben plus Purpur. Sein Mittelpunkt ist das Grau, in das alle Farben sich abschwächen können; die beiden Pole sind Weiß und Schwarz, in die ebenfalls alle Farben übergehen können. Aber auch die Affekte lassen sich in analoger Weise darstellen. Wir können die sieben Vorstellungsaffekte plus die hypochondrische Befürchtung auf einem Äquator eintragen; das Zentrum ist die farblose, sog. gemäßigte Stimmung, in die alle Affekte übergehen können. Als einen Pol können wir uns eine maximale heitere Stimmung denken; in diese können aber nun die vier Affekte Selbstzutrauen — Unzufriedenheit mit anderen — Zufriedenheit mit dem Ich — Angenehme Erwartung übergehen. An den anderen Pol setzen wir die maximale trübe Stimmung oder die Hemmung; in diese können nur die vier anderen Affekte Unzufriedenheit mit dem Ich — Unangenehme Erwartung — Zufriedenheit mit anderen — Hypochondrische Befürchtung übergehen. Wir erhalten somit nicht eine vollständige Kugel, sondern einen Kreis, auf den sich nach oben und nach unten je eine Viertelkugel aufbaut; diese beiden berühren sich in einer geraden Linie (s. Abb. 3 und 4). Dieser Unterschied von den Farben hängt von dem strengen Antagonismus innerhalb der einzelnen Affektpaare ab und hängt überdies mit der Tatsache zusammen, daß die antagonistischen Affekte sich gegenseitig aufheben, wobei stets nur ein Affekt dominiert resp. resultiert.

Wundt hat das Prinzip der Einheit der Gemütslage aufgestellt, das darin besteht, daß stets alle in einem gegebenen Moment im Bewußtsein vorhandenen Gefühlselemente sich zu einer einheitlichen Gefühlsresultante verbinden.

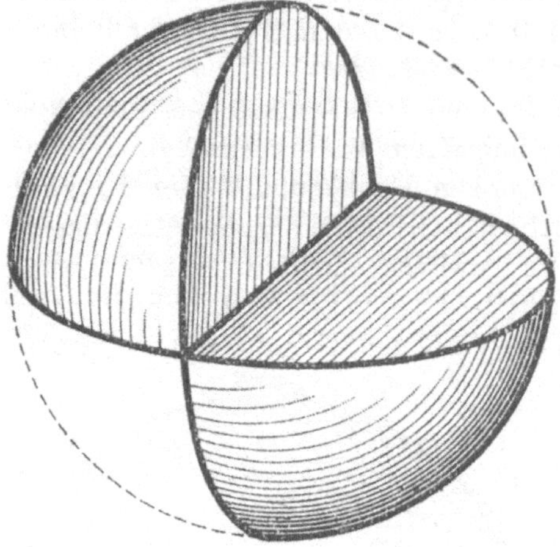

Abb. 3. „Affektkörper".

Wir können sehr wohl einen roten und einen blaugrünen Halbkreis nebeneinander wahrnehmen; wir vermischen sie aber erst zu Weiß, wenn die Scheibe rotiert. Wir können vielleicht die Affekte der Mißbilligung des Ich und der Angst miteinander verbinden; wir können aber nicht das Gefühl des Zutrauens und des Mißtrauens zu einem Gegenstand zu gleicher Zeit haben. Wo intellektuelle Gründe für beides vorhanden sind, können die beiden Affekte zeitlich miteinander abwechseln, aber in einem bestimmten Zeitpunkt kann nur einer vorhanden sein.

Die Gefühle als geringere Grade der Affekte liegen im Zentrum der Kugel, nach der Peripherie derselben die Affekte in gewöhnlichem Sprachgebrauch.

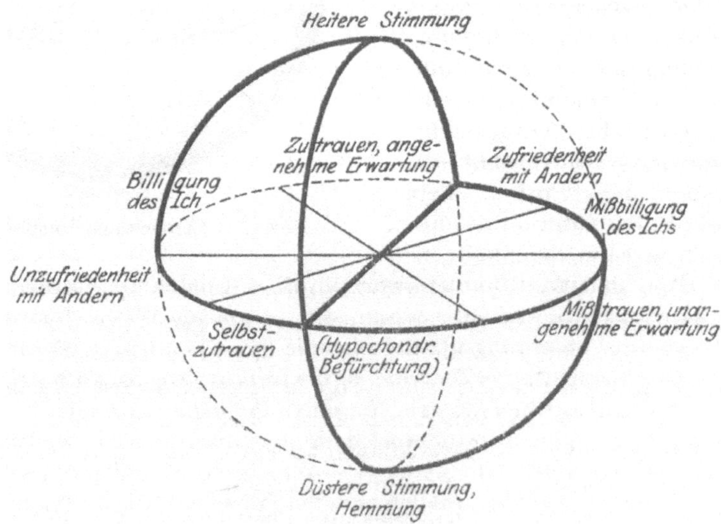

Abb. 4. Affektkörper.

Die Mischung mit Weiß oder Schwarz ergibt bei den Farben den Grad, und wir dürfen diese Bezeichnung auch für die Affekte gelten lassen, die Mischung mit Heiterkeit oder düsterer Stimmung. Daneben läßt sich die Intensität eines Affektes stellen. Ganz scharf trennen lassen sich Intensität und Grad auch bei der Farbenwahrnehmung nicht.

Das dem Grau entsprechende Zentrum der Kugel, die farblose Stimmung, entspricht also nicht dem Fehlen jedes Affektes, sondern einer uns allerdings nicht zum Bewußtsein kommenden Mittelstellung. Wir können die Linie Heitere Stimmung — Düstere Stimmung (Hemmung) der Temperaturempfindung der Haut in Parallele setzen; die heitere Stimmung entspricht der Wärmeempfindung, die farblose Stimmung der von uns nicht empfundenen Mitteltemperatur, die düstere Stimmung der Kälteempfindung, die Hemmung der Aufhebung der Empfindung, sei es durch die Kälte selber, sei es aus einem anderen Grund. Erst dies ist der mathematische Nullpunkt der Wahrnehmung. Die farblose Stimmung entspricht dem physiologischen Nullpunkt der Temperaturempfindung. Dieser entspricht der Temperatur, die eine Hautstelle gewöhnlich hat; bei den Affekten der Affektlage, die wir einzunehmen gewohnt sind.

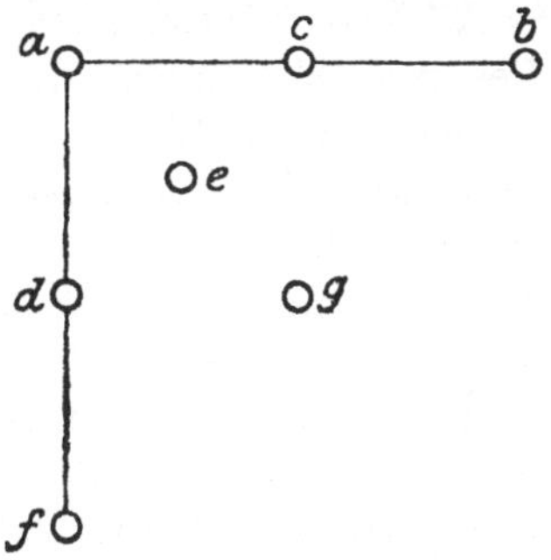

Wie jede einfache (nicht Misch-)Farbe in der Farbenkugel, so muß jeder affektive Bewußtseinsinhalt sich im Affektkörper lokalisieren lassen. Nehmen wir z. B. (Abb. 5) einen Quadranten aus dem Abschnitt der unangenehmen Erwartung heraus, so entspricht a der farblosen Stimmung, b der heftigen Angst, c vielleicht der Bangigkeit, d der ernsten Stimmung, e dem Gemisch von Ernst und Bangigkeit, f der absoluten Hemmung, g einer der Hemmung sich nähernden heftigen Angst.

Abb. 5. Ausschnitt (Quadrant) des Affektkörpers.

Die Gefühlswahrnehmung ist um so feiner, je mehr sie sich in der Nähe des Zentrums der Kugel, des physiologischen Nullpunktes, bewegt. Wir haben da wieder eine Parallele zur Temperaturempfindung, die um so feinere Differenzen wahrnimmt, je näher die Temperatur sich der Mittellage, der Eigentemperatur der Haut, des thermischen Apparates nähert. In ähnlicher Weise ist ja auch bei der Druckwahrnehmung die Differenzempfindung dem absoluten Druck proportional (Webersches Gesetz; Empfindungszuwachs $= \frac{\text{Reizzuwachs}}{\text{Reizgröße}}$.

Man könnte einwenden, daß sich im Äquator des Affektkörpers die positiven und die negativen zusammengehörigen Affekte jeweils nicht diametral gegenüberstehen. Dem darf aber entgegengehalten werden, daß dies auch im Äquator der Farbenkugel nicht der Fall ist.

Kombinieren können sich nur die innerhalb der gleichen Viertelkugel des Affektkörpers lokalisierten Affekte.

Man mag sich vielleicht eine andere Reihenfolge der Affekte denken; das Wesentliche ist jedenfalls, daß zwei Gruppen vorhanden sind, deren eine sich mit der heiteren, deren andere sich mit der düsteren Stimmung verbindet und vermischt.

Es erscheint nun als ein Widerspruch, wenn die Affekte der Mißbilligung, der Unzufriedenheit mit anderen sich mit der heiteren, der der Zufriedenheit mit anderen sich mit der traurigen Stimmung verbinden sollen; und doch ist dies so. Den Traurigen kostet es eine Überwindung, eine Unzufriedenheit mit anderen auszusprechen, er gibt sich eher zufrieden, ist auch nicht zu Unwillen und Ärger geneigt, geschweige zu Zorn; es braucht zu letzterem schon eines intensiven auslösenden Momentes. Der Heitere, gar der Ausgelassene, gibt sich nicht leicht zufrieden, ist zu Mißbilligung geneigt, sieht sehr leicht die Fehler der anderen. Es wären wohl nicht genügende Gründe dafür da, Zufriedenheit und Unzufriedenheit etwa als ambivalent zu betrachten.[1]) Mit positiver Stimmung verbundene Billigung anderer kommt wohl, so wenig ethisch es erscheinen mag, nur unter besonderen Verhältnissen vor, z. B. bei Identifikation der Interessen des Gebilligten mit denen des Ich, wenn überhaupt, entgegen dem eigentlichen Wesen der Affekte, die Interessen des Ich zurücktreten. Wir werden später sehen, daß die pathologischen Erscheinungen noch deutlicher für diese Auffassung einer Verbindung des Mißbilligungsaffektes mit der heiteren Stimmung sprechen. — Der Affekt der Mißbilligung anderer gehört zudem mit den drei anderen positiven Affekten des Zutrauens, des Selbstvertrauens und der Billigung des Ich, die sich mit der heiteren Stimmung verschmelzen, gewissermaßen zu den das Ich behauptenden, den die Bejahung, Behauptung oder Anerkennung des Ich begleitenden Affekten; der Affekt der Zufriedenheit mit anderen zu den gleichsam das Ich schmälernden, verneinenden, den eine Schmälerung oder Verneinung des Ich begleitenden Affekten. —

Der Parallelismus zwischen **Affekten** und Licht- und Farbenwahrnehmung läßt darauf schließen, daß die ersteren **sensorische** Vorgänge sind; dafür spricht auch die Tatsache, daß gewisse sensorische Erscheinungen wie Schmerz und sexuelle Empfindung zugleich Affekte sind; auch ihre geringeren Grade werden überall als **Gefühle** empfunden und bezeichnet. —

Es wird zwischen erregenden (Rot und Gelb) und beruhigenden, dämpfenden, drückenden (Violett und Blau) Farben unterschieden, während Grün als die indifferente Farbe gilt. In gleicher Weise dürfen wir Selbstzutrauen, Unzufriedenheit mit anderen und die Billigung des Ich als die erregenden Affekte, die Mißbilligung des Ich und die unangenehme Erwartung als die dämpfenden, drückenden Affekte bezeichnen. Auch hier wiederum entspricht das Selbstzutrauen dem roten, die unangenehme Erwartung dem violetten Ende des Spektrums. —

Diese unerwartet weitgehende Analogie zwischen den Affekten und der Licht- und Farbenwahrnehmung läßt sich vielleicht auch zu **Vermutungen auf anatomischem** Gebiet verwerten. Wir dürfen gewiß daran denken, daß den beiden Funktionen auch ähnliche anatomische Apparate zugrunde liegen. Ich habe bereits angedeutet, daß man als Substrat der affektiven Funktionen an die IV. **Meynert**sche Schicht denken könnte. Nun ist aber diese, die innere

[1]) Anmerkung: Vielleicht wäre es richtig, auch die subjektiven Vorstellungsaffekte in solche, die sich an die Außenwelt, und solche, die sich an das Ich binden, zu spalten; Freude und Trauer beziehen sich auf die Außenwelt; gehobene und gedrückte Stimmung auf das Ich. Dann kann man sagen, daß sich Heiterkeit und Freude mit Zufriedenheit mit andern verbinden, trübe Stimmung und Trauer mit Unzufriedenheit; gehobene Stimmung hingegen mit Unzufriedenheit mit andern, gedrückte Stimmung mit Zufriedenheit mit andern. Will man dies in den Affektkörper eintragen, so bleiben die Verhältnisse gleich, wenn man als Pole die gehobene und die gedrückte Stimmung setzt; setzt man als Pole Freude und Trauer, so schlägt sich die Zufriedenheit mit andern zu der Freude hinauf, die Unzufriedenheit zur Trauer hinunter.

Ferner ist denkbar, daß in der Nähe des Zentrums des Körpers, d. h. bei gemäßigter Stimmung, alle Arten schwacher Vorstellungaffekte (Gefühle) nebeneinander vorkommen können. Im Affektkörper hätten wir uns demnach in der Nähe des Zentrums nicht scharfe, sondern verwaschene Grenzflächen zu denken.

kleinzellige Schicht, gerade in der Sehrinde verdoppelt und nur hier, so daß wir sehr wohl daran denken dürfen, daß hier die eine dieser Schichten der Verarbeitung der Lichtempfindungen, die andere den affektiven Vorgängen dient. Eine ähnlich gebaute Schicht aber treffen wir in der Retina, die innere Körnerschicht.

Es handelt sich in diesen Schichten um Zellen mit kurzen Ausläufern, die höchstens verschiedene Schichten der Retina oder der Rinde unter sich verbinden können. Die direkte Übertragung eines motorischen Impulses nach der vorderen Zentralwindung kann nur durch sog. Assoziationsfasern geschehen und muß von anderen Rindenschichten ausgehen. Gegen die Auffassung einer bestimmten Schicht als affektives Organ spricht vielleicht die trotz seiner ungemein großen Ausdehnung einheitliche Arbeit derselben; dafür wäre wieder eine zentrale Regulierung, vielleicht von den Stammganglien aus, die ja auch mit den Affekten Zusammenhänge besitzen (Hemizephalen ohne Rinde verraten durch die Mimik freudige Eindrücke, v. Monakow), unter innersekretorischen Einflüssen denkbar.

Auch wenn es sich bewahrheiten sollte, daß (Goldstein) die Stelle, durch deren Läsion die Farbensinnstörung bedingt ist, außerhalb der Calcarina gelegen ist, so spricht doch nichts dagegen, daß in der Calcarina trotzdem eine wichtige Station dieser Bahn vorhanden ist.

Vielleicht wären ähnliche Verhältnisse auch bei den anderen Sinnesorganen zu erwarten. Doch liegen bei Geruch, Geschmack und dem Tastgefühl die Dinge anders: die Wahrnehmung derartiger fein abgestufter, auf mathematisch bestimmbare Wellenlängen zurückzuführender Vorgänge ist dort nicht bekannt. Eher wäre beim Gehör Ähnliches zu erwarten. Aber wenn auch die Gehörwahrnehmungen uns Gefühle sehr gut übermitteln können, so ist doch bis jetzt kein so weitgehender Parallelismus zwischen Lichtempfindung und Schallempfindung zu erwarten, wie es der zwischen Lichtempfindung und Affekten ist. So sind auch nicht a priori gleiche anatomische Verhältnisse bei den akustischen und den optischen Zentren zu erwarten.

III.

Es sei weiter untersucht, welche Schlußfolgerungen sich aus dieser Auffassung der Affekte auf psychologischem wie auf pathologischem Gebiet ziehen lassen. Zunächst auf dem psychologischen.

Ich möchte dazu den Begriff Affekt weit fassen, d. h. auch die in die Affekte übergehenden, mit ihnen zusammenhängenden, nicht scharf von ihnen trennbaren Gefühle dazu rechnen. Diese beiden lassen sich ebenfalls in der obigen Einteilung unterbringen; ein Gefühl kann nur ein positives oder negatives sein, sich entweder auf eine zu erwartende oder zur Tatsache gewordene Vorstellung beziehen, vom Ich oder von der Außenwelt ausgehen oder von einer Vorstellung frei sein. Andere nur psychisch ausgelöste Gefühle oder Affekte gibt es nicht[1]).

[1]) Anmerkung: Sexuelle Erregung, Ekel u. dgl. können sowohl somatisch, als psychisch, d. h. durch bloße Vorstellung ausgelöst werden; sie sind, wie der Schmerz, Empfindung, Gefühl und Affekt zugleich. Sie müssen sich aber ebenfalls in die bisher aufgestellten Kategorien einreihen lassen: die durch Vorstellung entstandene Libido ist ein positiver Erwartungsaffekt; Wollustgefühl, Ekel, Schmerz sind positive und negative subjektive Affekte.

Ich möchte für die Summe der Affekte, Stimmungen und Gefühle den Ausdruck Affektivität gebrauchen.

Die Affektivität verbindet sich nun einerseits mit Wahrnehmungen, andererseits mit Vorstellungen oder Vorstellungsreihen, dritterseits mit Bewegungs- oder Willensvorstellungen, und diese drei Verbindungen sind es, die wir als Fühlen, Denken und Wollen bezeichnen. Das Fühlen besteht aus der Wahrnehmung eines sinnlichen Reizes und des damit verbundenen Gefühls- oder affektiven Prozesses; der Schmerz z. B. hat Eigenschaften des Affektes. Das Denken beruht auf der Bildung von Assoziationen, bei deren Entstehen, wie wir sehen werden, die Affektivität in Form von Aufmerksamkeit die Rolle des Bindegliedes zwischen den Vorstellungen spielt. Der Wille ist ein affektiver Vorgang, die Verbindung der Affektivität mit einer Bewegungsvorstellung. Sogar die äußere Handlung ist psychologisch die Apperzeption einer Bewegungsvorstellung (Wundt).

Denken, Fühlen und Wollen bilden aber zugleich die Summe der bewußten Elemente; denn Wahrnehmungen, Vorstellungen (Gedanken), Affekte und Willensvorgänge sind es, die den Bewußtseinsinhalt ausfüllen. Da nun die Affektivität allen drei Vorgängen gemeinsam ist, dürfen wir wohl entweder in der Affektivität selber oder wenigstens in der Verbindung anderer Elemente mit der Affektivität das Substrat des Bewußtseins annehmen oder vermuten. Sinneswahrnehmungen werden erst in dem Moment bewußt, wo die Affektivität mit ihnen in Verbindung tritt. Die Tatsache, daß Sinneseindrücke nur so weit bewußt werden, als sie sich mit der Affektivität, z. B. der Aufmerksamkeit, verbinden, daß ferner pathologisch entstandene Affekte ohne Vorstellung, wie trübe oder heitere Stimmung oder die nicht an eine Vorstellung gebundene Angst, bewußt sind, läßt darauf schließen, daß der Affekt als solcher bewußt ist, daß somit sehr wohl die Affektivität selber als das Organ des Bewußtseins vermutet werden darf. (Auf die Frage, warum dies der Fall ist, gehe ich nicht ein, da wir hier an den Grenzen der Erkenntnis angelangt sind.) Da aber die Affekte die Stellung des Ich gegenüber der Außenwelt bedeuten, so ist die Affektivität auch das Organ des Ichbewußtseins.

Die Aufmerksamkeit wird in eine aktive und passive unterschieden. Wenn wir, mit einer Arbeit beschäftigt, eine kleine Unannehmlichkeit (etwa eine summende Fliege) bemerken und uns derselben halb automatisch erwehren, so handelt es sich um die passive Aufmerksamkeit, zugleich um einen Affekt; hier um den Affekt — IIa, den negativen, von der Außenwelt ausgelösten Ereignisaffekt. Beachten wir aber den Vorgang mit Interesse und wenden wir zur Abwendung der Unannehmlichkeit einen überlegten Plan an, so handeln wir mit aktiver Aufmerksamkeit. Der hier tätige Affekt aber ist der Affekt der Kategorie + Ia, der positive, auf eine von der Außenwelt zu erwartende Vorstellung sich beziehende; wir erwarten einen Nutzen, einen Vorteil von der Beobachtung des Vorgangs und der geplanten Abwehrbewegung. Oder wir werden auf einem Spaziergang Zeuge eines Skandals: negativer Affekt IIa, Ärger. Wir wenden ihm doch die Aufmerksamkeit zu, weil wir vielleicht als Zeuge gerufen werden, weil wir ärztlich einzugreifen im Falle sein könnten; dies ist die aktive Aufmerksamkeit, die nun der positive Affekt Ia, der positive Erwartungsaffekt sein kann; wir erwarten von der Beobachtung einen Vorteil. Dieser Affekt ist es, der sich mit der Empfindung der aktiven Aufmerksamkeit, zugleich mit dem Gefühl eines Zweckes verbindet; jeder Zweck kann natürlich zu guter Letzt für uns nur positiv betont sein, sogar wenn es der Selbstmord wäre. — Hören wir während der Arbeit eine angenehme Musik, so verbinden wir damit den Affekt der Freude + A 2; stellen wir uns vor, daß wir dadurch von der Arbeit abgelenkt werden, so verbinden wir mit dieser Vorstellung den Affekt — IIa. Horchen wir aufmerksam zu, um die Melodie wiederzuerkennen, so wird damit der Affekt + IIa verbunden, der positive Erwartungsaffekt. Die gesuchte Erinnerung ist eine Assoziation, die wir mit positivem Affekt verbinden, durch die Verwertung des Namens des Komponisten oder auch nur die Prüfung unseres Gedächtnisses. — Die gleichen Verhältnisse liegen vor, wenn wir einerseits unserem Gedankengang, wie etwa auf einem Spaziergang, freien Lauf lassen (Gefühl der passiven Assoziationsbildung), andererseits unsere Aufmerksamkeit auf unsere Gedankenverbindung richten, wie bei der Lösung einer Aufgabe (aktive Apperzeptionsverbindungen). Nach Wundt sind apperzeptive Verbindungen Willensvorgänge; die Assoziationen mit den an sie gebundenen Gefühlen sind die Motive derselben. Apperzeptionsvorgänge entstehen unter der Teilnahme von Willensgefühlen. — Wiederum ähnlich verhält es sich bei den Bewegungsvorstellungen. Wir langen auf einem Spaziergang an einem Kreuzweg an und schlagen den Weg nach X ein, in Gedanken an andere Dinge den besseren Weg verfolgend oder weil es unser gewohnter Spaziergang ist; es war eine durch passive Aufmerksamkeit entstandene Bewegungsvorstellung. Schlagen wir den Weg nach Y ein, um einen Besuch mit dem Gang zu verbinden, so war es eine mit aktiver Aufmerksamkeit zustande gekommene Bewegungsvorstellung, wieder eine mit einem positiven Erwartungsaffekt verbundene. Die Aufmerksamkeit kann auch da wieder nur die positive Affektbetonung einer Vorstellung durch den Erwartungsaffekt sein. Der Sitz der Aufmerksamkeit ist demnach in die Affektivität zu verlegen, was ja schon auf anderem Weg gefunden worden ist. Bei der aktiven Aufmerksamkeit ist der als Aufmerksamkeit wirkende Affekt das Primäre, die verschärfte Sinneswahrnehmung sekundär; andere Affekte (wie der Ärger beim Beobachten des Skandals, Grausen beim Studium einer Leiche auf der Anatomie) treten zurück. Bei der passiven Apperzeption ist der durch die Wahrnehmung hervorgerufene Affekt das Primäre, und dieser verschärft nun die Sinneserregung.

Nun verstehen wir (Wundt) unter Perzeption den Eintritt in das innere Blickfeld des Bewußtseins, unter Apperzeption den Eintritt in den Blickpunkt. Aufmerksamkeit und Apperzeption sind aber Ausdrücke für denselben psychologischen Tatbestand; die Apperzeption ist zugleich ein Willensvorgang; die elementare Form eines Willensvorganges ist die Apperzeption eines psychischen Inhaltes. Aufmerksamkeit ohne Willenstätigkeit gibt es nicht. Wir dürfen somit auch die Apperzeption mit der Affektivität als gleichartig annehmen, d. h. sie als Funktion derselben betrachten.

Wundt betont weiter, daß die Assoziationsgefühle, die den Apperzeptionsgefühlen (d. h. den eine Apperzeption begleitenden Gefühlen) ähnlich sind, ebenfalls zeigen, daß das physiologische Substrat der Gefühle im Apperzeptionszentrum ist. Er sagt: Die Beobachtungen der Assoziationsgefühle und, namentlich im Hinblick auf die daran sich anschließenden Apperzeptionsgefühle, fügen sich durchaus der Hypothese, daß das physiologische Substrat der Gefühle überhaupt in den Erregungsvorgängen des vorauszusetzenden Apperzeptionszentrums zu suchen ist. Er betrachtet ferner das Gefühl nicht bloß als Reaktion des Bewußtseins, sondern als Reaktion der Apperzeption auf das einzelne Bewußtseinserlebnis. Weil eben das Apperzeptionszentrum identisch mit dem affektiven Organ ist, reagiert es mit Gefühlen. Auch die Ausdrucksbewegungen sind Reflexe des Apperzeptionszentrums; nur sind es Reflexe nach einer andern Seite hin, und zwar nach der körperlichen.

Wundts scharfsinnige Untersuchungen bestätigen daher die Auffassung der Gleichartigkeit der Apperzeption und der Aufmerksamkeit mit der Affektivität; die beiden ersteren sind Teilfunktionen der letzteren.

Der Wille ist nach Wundt ein Affekt, der durch seinen Verlauf seine eigene Lösung herbeiführt. Dieser Affekt nun kann wieder nur der mit Bewegungsvorstellungen verbundene positive Erwartungsaffekt sein. Es liegen hier die gleichen Verhältnisse vor, wie bei der Aufmerksamkeit, beim Erinnern usw. Aufmerksamkeit ohne Willenstätigkeit gibt es nicht. Ein intensiver Affekt kann in passiver Weise zu einer Handlung führen; der schwer Beleidigte, der tätlich wird, gibt dem Affekt nach und schlägt; er hat das Gefühl einer bewußten, aber durch den (hier negativen) Affekt hervorgerufenen Handlung; das Gefühl des Wollens ist bei ihm schwach ausgesprochen. Der Beleidigte aber, der überlegt, daß das tätliche Vorgehen nicht das richtige ist, sondern z. B. ein ruhiges Verhalten und die Einreichung einer Klage, dieser hat trotz des scheinbar mehr passiven Verhaltens mehr das Gefühl des gewollten Vorgehens. Es ist die Vorstellung der positiv betonten Folgen seiner Handlungsweise, die sein Verhalten veranlaßt. Die angenehm affektbetonte Erwartung allein ist es nicht im wesentlichen, die das ausgesprochene Gefühl des Willens bedingt; denn das naschende Kind handelt passiv seinem Affekt folgend. Was aber das Willensgefühl hervorruft, ist die Überwindung eines Hindernisses, sei es eines entgegenstehenden Affektes, sei es der Ermüdung, des Schlafes, sei es der Unterbrechung der passiven Gedankenassoziation, der passiven Aufmerksamkeit. Dabei bestehen fließende Übergänge zwischen der passiven Affekthandlung und der aktiven Willenshandlung.

Auch Schopenhauer hat zugegeben, daß eine wenigstens scheinbare Willensfreiheit da existiere, wo der eigene Wille gleichsam gebrochen wird.

Bei den Willenshandlungen aber kommt noch ein anderer positiver Affekt in Frage, und das ist der positiv betonte Affekt einer zum Ereignis gewordenen vom Ich ausgehenden Vorstellung, mit andern Worten der Affekt der Billigung des Ich, seiner Überlegungen und namentlich seiner Handlungen. Dieser Affekt kann auch dadurch wirken, daß der Mensch imstande ist, die Folgen einer Handlung vorauszusehen, d. h. die Willensvorstellung sich als bereits geschehen zu denken und damit den entsprechenden Affekt zu verbinden. Verbinden wir demnach mit einer Tat nur den Affekt der Reue, so ist es wesentlich der mit den zu erwartenden unangenehmen Folgen der Tat verknüpfte, der der Mißbilligung der Folgen der Tat. Diesen Affekt kann in beschränktem Maße wohl auch der Hund haben, der sich nach einem Diebstahl ertappt sieht und Strafe gewärtigt; der Mensch aber kann nicht nur die Folgen für sich selber, sondern auch die für den Mitmenschen bedauern. Wer aber seine eigene Tat als solche mit einem negativen Affekt verbindet, der empfindet den Affekt der Mißbilligung des Ich, d. h. der Scham. Dieser Affekt ist nur dem Menschen eigen; wenn auch die Erziehung bei der Entwicklung dieses Affektes von großer Bedeutung ist, so muß er ihm doch angeboren sein, da er sich mit einer spezifischen, nicht durch die Erziehung direkt erzeugten Reaktion auf dem vegetativen Gebiet, dem Erröten, vergesellschaftet. Mit der Scham über die Tat verwandt ist das schlechte Gewissen. Immerhin mag bei der Scham die Vorstellung über die Folgen der Tat auch noch mit hineinspielen, wie auch bei der Reue die Scham mit im Spiele sein kann; die Affekte sind wohl überhaupt selten ganz rein. — Zufriedenheit mit sich selber, gutes Gewissen hingegen sind die einer Handlung entspringenden positiven Affekte. Diese positiven und negativen Affekte aber müssen die Grundlage der Sittlichkeit des Menschen darstellen.

Wenn wir einen Menschen im Wasser am Ertrinken sehen, so gehen in uns verschiedene Überlegungen und Gefühle vor. Die Vorstellung, ruhig auf dem Trocknen zu bleiben, ist negativ betont wegen der Vorstellung der Folgen, der Strafe und Schande (— Ia) einerseits, der Scham und des schlechten Gewissens anderseits (— IIb). Die Bewegungsvorstellung der Rettung hingegen ist verbunden mit der Erwartung des Lobes und der Belohnung (+ Ia), aber auch mit der der Zufriedenheit mit sich selber, des guten Gewissens (+ IIb). Diese letzteren mit den Bewegungsvorstellungen verbundenen negativen und positiven Affekte (— und + IIb) müssen es sein, die unser sittliches Handeln bedingen; der der Billigung des Ich, des guten Gewissens speziell ist der, der das Pflichtgefühl, und wo es am stärksten entwickelt ist, den kategorischen Imperativ ausmacht. Die Art der Entwicklung dieser Affekte aber hängt einerseits von der Rasse und Naturanlage, anderseits von Belehrung, Erziehung, Erfahrung, Beispiel ab.

Das Gehorchen auf Befehl beruht auf einer positiven Affektbetonung der befohlenen Vorstellung. Sie kann positiv sein im Sinne des Pflichtgefühls; oder positiv, weil die Erfahrung gezeigt hat, daß jede andere Willensvorstellung zu einem negativ betonten Ergebnis führt; oder es kann eine positiv betonte Erwartung von seiten der Außenwelt vorhanden sein, wie schon bei der Dressur der Tiere neben der Peitsche Liebkosungen und Zuckerbrot eine große Rolle spielen. Vernunftgründe wirken durch den Wegfall anderer Vorstellungen, die eine negativ betonte Erfahrung herbeiführen würden; sittliche Gründe durch ihre direkte positive Betonung. Pflichtgefühl erleichtert den Gehorsam; wir gehorchen ungern, wo andere negativ oder positiv betonte Vorstellungen zu überwinden sind, daher zugleich mit dem Gefühl der Willensanstrengung.

Eine ungemein große Macht, nicht nur in Beziehung auf den Gehorsam, sondern auf unser ganzes Affektleben überhaupt, auch auf die Frage, ob es in normale oder pathologische Bahnen geleitet wird, sind die Gewöhnung und die Erziehung. Durch sie werden unzählige affektive Vorgänge hervorgerufen oder zurückgedämmt. Die Hauptrolle spielt dabei die Frage, in welche affektive Beziehungen das Ich zur Außenwelt sich zu setzen gewohnt wird.

Bei der Gewöhnung des Menschen zum sittlichen Handeln wirkt die Strafe mit; diese wirkt durch die negative Gefühlsbetonung der Folgen der Handlung oder genauer durch die negative Gefühlsbetonung einer vorgestellten, ähnlichen Bewegungsvorstellung abhaltend; abhaltend aber wirkt beim Menschen auch die in Beziehung auf das Ich negative Gefühlsbetonung einer Bewegungsvorstellung, d. h. das mit der Vorstellung der Handlung verbundene schlechte Gewissen; ebenso das gute Gewissen, das sich mit der Vorstellung der entgegengesetzten Handlungsweise verbindet. Wie das Wollen der mit einer Bewegungsvorstellung verbundene positiv betonte Erwartungsaffekt (+ Ia) ist, so ist das Sollen die positive Affektbetonung einer vom Ich ausgehenden, als vollbracht gedachten Bewegungsvorstellung (+ IIb). Wir wollen (besonders Kinder wollen) schlechthin das, von dem wir etwas Angenehmes erwarten (+ Ia) wir sollen das, was uns das gute Gewissen verschafft, was unsere Pflicht ist (+ IIb); wir können das, wozu wir das Selbstvertrauen haben (+ Ib), wir dürfen das, von dem wir nichts Unangenehmes erwarten (Fehlen des Affektes — Ia). — Der Mensch ist um so sittlicher, je stärker der positive vom Ich ausgehende Ereignisaffekt (+ IIb) entwickelt ist und je mehr sich das dem Einfluß dieses Affektes entspringende Handeln eingeschliffen hat. Bei der Förderung dieses Affektes in der geschichtlichen Entwicklung und in der Erziehung des Menschen spielt das Wohl der Gemeinschaft eine große Rolle.

Es sei mir der Versuch erlaubt, hier auch auf das Wesen anderer höherer Gefühle noch kurz einzugehen, die nach meiner bisherigen Auffassung auch als affektive Vorgänge betrachtet werden müssen, wenn sie sich auch selten zu eigentlichen Affekten steigern, sondern im Niveau der Gefühle zu bleiben pflegen. Sie entstehen dadurch, daß auch komplizierte Wahrnehmungen, Vorstellungen und Gedankenreihen sich mit Gefühlen verbinden, die sich um so feiner abstufen, je mehr sie dem physiologischen Nullpunkt der Gefühle, dem Zentrum der Kugel genähert liegen. Es ist namentlich zu untersuchen, welche Rolle die einzelnen affektiven Qualitäten hierbei spielen.

Eines der wichtigsten ist das Rechtsgefühl. Wir verbinden zunächst unsere negativ betonten, durch andere veranlaßten Erfahrungen mit den Affekten der Mißbilligung, des Unwillens usw., die positiven mit dem Gefühl der Billigung, und darin schon liegt ein gewisses Rechts- und Unrechtsgefühl. Was uns unangenehm ist, empfinden wir im allgemeinen, ohne sittliche Überlegungen, als unrecht und umgekehrt. Dazu kommt die Eigenschaft des Menschen, sich in andere Individuen hineindenken und hineinfühlen zu können. Wir empfinden demnach auch für den andern als recht und unrecht, was wir selber positiv oder negativ betonen würden. Aber auch die Funktion der Billigung und Mißbilligung des Ich kann e ne Rolle spielen. Wir sagen von einem, bei dem wir einen negativen Affekt beobachten, „es geschieht ihm recht", wenn wir finden, daß er eine Handlung wegen des zu erwartenden Gefühls der Scham oder der Reue, oder schon wegen der zu erwartenden unangenehmen Folgen hätte unterlassen sollen, wie wir sie unter gleichen Umständen unterlassen hätten. Als Recht empfinden wir diejenigen Handlungen eines Dritten oder unser selber, durch die die Folgen einer als unrecht empfundenen, sagen wir mißbilligten Handlung wieder korrigiert werden; daher kann der Begriff des Rechtes den Begriff des Zwanges an sich tragen. Eine unangenehme Erfahrung empfinden wir nur dann als recht, wenn wir sie als die Folge einer Handlung betrachten, die wir selber als zu mißbilligend hätten unterlassen sollen.

Ein gewisses Rechtsgefühl ist auch bei Tieren vorhanden. Tiere lassen sich von Kindern ruhig mißhandeln, während die gleiche Mißhandlung durch Erwachsene sie in Affekt versetzen würde; Tiere können sich bis zu einem gewissen Grade ebenfalls in andere hineindenken oder wohl richtiger hineinfühlen. Dies beweist ihre Vorsicht bei ihren Spielen. —

Das Gefühl des moralisch Guten und Bösen entwickelt sich direkt aus dem Affekt der Billigung und Mißbilligung des Ich, der Selbstzufriedenheit und der Scham, des guten und schlechten Gewissens. Wir haben gesehen, daß dieses Gefühl den Menschen vom Tier unterscheidet. Gut ist das, was in uns diesen positiven Affekt hervorruft, oder von dem wir denken, daß es ihn in einem andern hervorrufen sollte; böse das Umgekehrte. Mit diesem Affekt hängt aber auch die sexuelle Scham zusammen; wir erröten auch ob moralisch Schlechtem, und der Ausdruck Scham gilt zugleich für die Mißbilligung des Ich. Ist es nun Zufall, daß gerade die drei Eigenschaften der Erkenntnis von Gut und Böse, der sexuellen Scham und der Gottähnlichkeit als Frucht des Baumes der Erkenntnis (Genesis, Kap. 2 und 3) angegeben werden, drei an sich so weit auseinanderliegende Eigenschaften? Ich kann es mir nicht denken; sie beweisen aber die ungemein tiefe Psychologie jener Stelle. Sie beweisen aber auch, daß ein gewisses Gefühl des Unsittlichen nicht etwa erst durch das Christentum mit dem Sexualleben verbunden wurde. Auch der naive Grieche kannte die sexuelle Scham.

Der Begriff Gut mit dem Gegensatz Schlecht wird aber noch in anderer Weise gebraucht; wir nennen eine Erfindung, ein Werkzeug gut, von dem wir etwas Vorteilhaftes, Nützliches erwarten; es handelt sich hier um das positive Erwartungsgefühl. Wir nennen aber auch eine Speise, einen Geruch gut und schlecht; hier möchte ich, per exclusionem, annehmen, daß es sich um eine Empfindung des subjektiven, sich mit einer Vorstellung verbindenden Affektes handelt (+ A 2). Denn gerade körperliche Gefühle und Empfindungen Sättigung, Schmerz, Hunger, Durst) werden mit den Gefühlen der Freude und Trauer verbunden oder haben sogar reine Stimmungen, heitere oder düstere zur Folge. Im Sinn des billigenden (+ IIa) Affektes können auch Gegenstände als gut bezeichnet werden (wohl auch eine Art Personifizierung; ein gutes Schwert).

Das Gefühl des Schönen verbindet sich mit sinnlichen Wahrnehmungen; es ist teilweise vorgebildet, teilweise anerzogen. Daß es vorgebildet ist, beweisen die musikalischen Empfindungen, die es bei der Wahrnehmung eines einfachen, harmonischen Schwingungsverhältnisses (kleine und große Terz) entstehen lassen, nicht aber der eines komplizierteren Verhältnisses (Sekund). Ich möchte es ebenfalls zu den subjektiven, den Stimmungsaffekten rechnen; von einem Gemälde, einer Musik sagen wir direkt, sie haben „Stimmung“, je mehr sie uns den reinen Stimmungsaffekt hervorrufen (Trauermarsch); eine schöne Farbenzusammenstellung macht uns Freude, stimmt uns heiter. Positiv betonte komplizierte Wahrnehmungen des Gesichts- und Gehörssinnes nennen wir schön, positiv betonte des Geschmacks- und Geruchssinnes gut; positiv betonte Tastwahrnehmungen bezeichnen wir als „wohl“tuend.

Schwieriger einzureihen ist das Gefühl des Wahren und Unwahren, des Richtigen und Unrichtigen. Sie entstehen dadurch, daß sich Denkprozesse, Gedankengänge, assoziative Verbindungen und Schlüsse mit

Gefühlsvorgängen verbinden. Das Gefühl Wahr beruht zunächst auf der Wiedererkennung, dem Gefühl der Übereinstimmung eines Eindrucks mit der Erinnerung eines früheren. Wahr und Unwahr sind also die den Vorgang eines Vergleichs einer Wahrnehmung mit einer Erinnerung oder einer zweiten Wahrnehmung begleitenden positiven oder negativen Gefühle. Es können nur Gefühle der Billigung oder Mißbilligung sein (± IIa). Ein uns auf der Straße Begegnender wird als mit Herrn X. identisch erkannt; je größer die positive Affektbetonung der Übereinstimmung der zwei verglichenen Vorstellungen ist, desto größer ist unser „Gefühl der Sicherheit". Wo positive und negative schwache Gefühle abwechseln, ist Zweifel vorhanden. Hierbei dürfen wir wohl denken, daß unsere eigenen Gedanken wie Eindrücke von außen behandelt werden; genau die gleichen Affekte verbinden sich mit den durch die Sprache uns mitgeteilten Gedankengängen anderer.

Wenn uns jemand erzählt, er habe grünen Schnee fallen sehen, so hat unsere jahrelange Erfahrung die Folge, daß wir die Vorstellungsverbindung Schnee mit der der Eigenschaft der grünen Farbe als eine nicht mit der Wirklichkeit koinzidieren könnende bezeichnen, und dieser letzte Vorgang verbindet sich mit dem Gefühl der Unrichtigkeit, der Mißbilligung. Die Konstatierung des Nichtkoinzidierens ist der intellektuelle, das Gefühl der dazu gehörende, aber wieder kaum zu trennende affektive Vorgang. Oder ist es das Gefühl, das schon das Urteil enthält? Gewiß möglich. Dieses Gefühl ist hier so stark betont, daß wir das Gefühl der Sicherheit bekommen, daß jene Angabe unrichtig sein muß. Wird aber z. B. jemand, der sich sonst nicht mit solchen Dingen beschäftigt, unerwartet gefragt, ob er an Graphologie glaube, so ist ihm der Zusammenhang zwischen der Vorstellung Charakter und der Vorstellung seiner Äußerung in der Handschrift ein unklarer; die Verbindung dieser beiden Vorstellungen erscheint ihm z. B. als eher nicht mit den ihm bekannten Tatsachen, mit seinen Anschauungen übereinstimmend; sie wird mit einem ganz schwachen Gefühl der Mißbilligung, der Unrichtigkeit verbunden, und er wird sagen: ich habe das Gefühl, daß die Graphologie eine Täuschung sein müsse. Das Gefühl stellt sich ein, auch wenn nicht alle Tatsachen gegenwärtig sind, ähnlich wie beim Antreffen eines alten Bekannten (s. unten); es kann aber doch der Wegweiser der Gedanken werden. — In dieser Weise beziehen sich die Gefühle des Richtigen und Unrichtigen, der Sicherheit und Unsicherheit, als billigende oder mißbilligende auf die Art eines Gedankenganges. Dadurch müssen sie aber auch beim Urteil eine wichtige Rolle spielen, indem die uns falsch scheinenden Gedankenverbindungen verworfen, die gebilligten aufrechterhalten werden.

Das gefühlmäßige Ahnen aber unterscheidet sich vom Wissen, vom Gefühl der Sicherheit nur graduell, nur durch die Intensität des gleichen Gefühls.

Wahr ist, was sich kontrollieren läßt; wenn ein Kind fragt, ob es wahr ist, daß 9+16=25 ist, so denken wir an eine Kontrolle mit 25 Steinchen. Das Gefühl Wahr ist aber in anderer Auffassung verwandt mit dem Gefühl des Richtigen. Wenn das Kind fragt: ist es recht oder richtig, daß 9+16=25 sind? so denken wir an die Art seiner Ausrechnung. Die Art, die Ausführung des Gedankenganges selber verbindet sich mit einem Gefühl, und zwar wieder dem der Billigung oder Mißbilligung (± IIa), und dadurch entsteht das Gefühl richtig und unrichtig. Recht und richtig sind sich so nahe verwandt, im Sprachgebrauch oft identisch, weil ihnen das identische Gefühl (+ IIa) zugrunde liegt[1]). — Auch hier können wir wieder nur die tiefe Psychologie der Sprache anstaunen.

Gerade diese intellektuellen Gefühle beweisen wieder, daß der Affekt, hier also das Gefühl, ein Urteil enthält; denn das Gefühl vermittelt uns den Wert eines Gedankenganges; ohne Gefühl gibt es keine Werterkenntnis eines solchen. „In einem Stadium des Denkens, in welchem wir durchaus noch nicht imstande sind, die logischen Beweismittel für ein intellektuelles Resultat mit Sicherheit aufzuzeigen, wird dieses in der Regel schon von dem Gefühl vorweggenommen. In diesem Sinn ist daher das Gefühl der Pionier der Erkenntnis" (Wundt). Die Gefühle lassen sich überhaupt von den intellektuellen Vorgängen nicht trennen. —

Gut ist demnach das, was, wenn wir es tun, uns selber befriedigt, zugleich das, was unsere Pflicht ist (+ IIb); schön ist das, was uns Freude macht, was sich mit dem positiven subjektiven Affekt verbindet (+ A 2); recht ist die Handlung, die wir mit dem Gefühl der Billigung begleiten (+ IIa); richtig der von uns gebilligte Gedankengang (+ IIa); wahr ist das, dessen Übereinstimmung mit unseren Erinnerungen und Erfahrungen wir billigen können (+ IIa). —

Die Vorstellungen des Menschen über Ursprung und Endzweck eines Daseins und aller Dinge verbinden sich mit den religiösen Gefühlen; die Tatsache, daß diese bei allen Völkern der Erde, wenn auch in verschiedenster Form, zu finden sind, beweisen, daß auch sie im Menschen vorgebildet sind. Der normale Mensch hat auch religiöse Gefühle.

Die religiösen Gefühle sind natürlich nicht Gefühle besonderer Art, sondern es sind die sich mit den Vorstellungen über Ursache und Endzweck des Daseins, das Leben nach dem Tod usw. verbindenden Gefühle der Erwartung, der Befürchtung, des guten und schlechten Gewissens.

Vernunft und Verstand sind beide die Fähigkeit zur Bildung von assoziativ entstandenen Vorstellungen auf intellektuellem, aber auch auf ethischem und ästhetischem Gebiet. Wenn Kant bei der Vernunft die „Ideen" eine wichtige Rolle spielen läßt, so sei daran erinnert, daß Ideen, wie Freiheit, Pflicht und Zweckmäßigkeit nach der ausgeführten Auffassung in das Gebiet der Affektivität gehören (das Freiheitsgefühl z. B. ist das Gefühl, ohne unangenehme Folgen seiner Affektivität Folge geben zu können); wie ja auch die pathologischen „fixen" Ideen der Affektivität entspringen. Wir bezeichnen als Verstandesmenschen den mehr intellektuell Denkenden; als Vernünftigkeit die Fähigkeit eines Menschen, sein Denken, Wollen und Fühlen nach richtigen Prinzipien zu gestalten. Diese Prinzipien sind aber besonders das Wahre, Rechte, Schöne und Gute; sie sind im wesentlichen Gefühle, affektive Empfindungen und deren Einfluß auf das intellektuelle Gebiet. Vernunft und Verstand gehen fließend ineinander über; als Unterschied aber dürfen wir nach unserer Auffassung vielleicht den bezeichnen, daß bei der Vernunft im Vergleich zum Verstand die sittlichen und ästhetischen Gefühle, das Gute, Schöne und Rechte, gegenüber den intellektuellen Gefühlen, dem Wahrheitsgefühl mehr zur Geltung kommen. —

[1]) Jus = Recht; jurare = die Wahrheit eidlich versichern.

Mit der Affektivität engverbunden ist der Schlaf; sie verhalten sich reziprok. Affektives Leben und Bewußtsein schwinden mit dem Schlaf. Der Schlaf bringt eine Herabsetzung der Reizbarkeit der Sinne, im Gegensatz zu der Aufmerksamkeit und den Affekten. Affekte, Aufmerksamkeit und Bewußtsein sind Antagonisten des Schlafes. Die die Affektivität beeinflussenden Gifte wie Alkohol, Brom, Morphium, dann Koffein und Thein beeinflussen den Schlaf jeweilen in entgegengesetzter Richtung. Aufhebung der Sinnesreize bringt Schlaf hervor, offenbar weil die Bildung der Assoziation keine Nahrung mehr enthält; gleich wirkt, was sonst schwerer zu erklären ist, ein einförmiger Reiz wie ein steter fallender Tropfen. Wir dürfen daher sehr wohl das Substrat der Entstehung des Schlafes in der Affektivität, den affektiven Zellen erblicken. Damit stimmen wir wiederum mit Wundt überein, der als eventuelles Schlafzentrum am naheliegendsten das Apperzeptionsorgan ansieht. — Wir können uns ohne Zwang denken, daß diese Zellen das physiologische Bedürfnis haben, in regelmäßigen Abständen ihre Tätigkeit einzustellen. —

Ich möchte somit als Affektivität die Funktion gewisser, nur vermutungsweise zu lokalisierender Neuronen betrachten, die die Stimmungen, Gefühle und Affekte hervorrufen, durch deren Verbindungen mit Wahrnehmungen, Vorstellungen und Bewegungsvorstellungen das Fühlen, Denken und Wollen entsteht, die, sei es durch ihre Funktion an und für sich, sei es durch die genannten Verbindungen, dem Bewußtsein und dem Ichbewußtsein dienen. Durch eine bestimmte Einzelfunktion der Affektivität entstehen der Wille, ferner Aufmerksamkeit, Apperzeption und aktives Erinnern als Spezialformen des Wollens (positiv betonter Erwartungsaffekt), durch eine andere das Sollen, das Pflichtgefühl, durch noch andere das Gefühl des Wahren, Schönen und Guten und deren Gegensätze.

Nach dieser Auffassung sind die intellektuellen Gefühle denen der Billigung-Mißbilligung der Außenwelt, die ethischen denen der Billigung-Mißbilligung des Ich, die ästhetischen den subjektiven Vorstellungsgefühlen beizuzählen. Aber auch der Schlaf ist als Funktion der affektiven Neuronen zu betrachten. —

Die affektiven Vorgänge sind Wahrnehmungsprozesse; zwischen diesen und der Wahrnehmung des Lichtes und der Farben bestehen weitgehende physiologisch-psychologische Parallelen.

Ich fasse den Begriff Affektivität also ähnlich wie Bleuler in seiner erwähnten Arbeit, in der ebenfalls die Aufmerksamkeit als Funktion derselben angesprochen wird. Ich fasse ihn insofern weiter, als ich auch die ästhetischen, ethischen und besonders die intellektuellen Gefühle mit hineinbeziehe, die ich in Wundtschem Sinne auffasse, als die Gefühle und Affekte, die zusammengesetzte intellektuelle Prozesse begleiten, und bei denen es sich demnach auch um affektive Vorgänge handeln muß.

Nach meiner Auffassung ist der Gegensatz zwischen den intellektuellen Gefühlen Nahlowskys und denen Wundts kein so ausgesprochener mehr. Es handelt sich also in der Tat bei den „intellektuellen Gefühlen“ oft um die unklare Wahrnehmungen, Vorstellungen, Schlüsse und Erkenntnisse begleitenden Gefühle; aber auch die Sicherheit ist stets ein Gefühl, genauer ein einen intellektuellen Prozeß begleitender affektiver Vorgang. Da die intellektuellen Gefühle die die intellektuellen Vorgänge als solche begleitenden, ja hervorrufenden affektiven Prozesse sind, müssen sie somit wirkliche innere Wahrnehmungen sein, wie alle Gefühle innere Wahrnehmungen sind. Die Etymologie hat also, wie fast überall, recht, wenn sie hier von Gefühlen spricht.

Die intellektuellen Gefühle sind somit auch Gefühle, die entweder positiv oder negativ betont sein müssen.

Auch die Suggestibilität ist eine Seite der Affektivität; dies ist auch Bleulers Auffassung. —

Es ist hier vielleicht der Ort, die Definitionen einiger in der Tabelle S. 29 nicht enthaltenen Affekte und Gefühle nachzutragen, wie sie sich aus der auseinandergesetzten Auffassung ergeben. (Der Sprachgebrauch faßt die Ausdrücke für gewisse Affekte unscharf auf; auch entsprechen sich die Ausdrücke verschiedener Sprachen oft nicht genau.)

Liebe ist die Kombination des positiven Erwartungsaffektes (man erwartet von der geliebten Person etwas Angenehmes) mit dem Affekt der Zufriedenheit mit der geliebten Person (man ist mit deren Eigenschaften einverstanden; daher macht heiße Liebe blind); dazu gesellt sich der Wille, auch der geliebten Person positive Gefühle zu erregen.

Das Gegenteil davon ist der Haß: Kombination des negativen Erwartungsaffektes (man befürchtet vom Gehaßten etwas Unangenehmes) und der Unzufriedenheit (man mißbilligt dessen Eigenschaften); dazu die Bewegungsvorstellungen, einer gehaßten Person negative Gefühle zu erzeugen.

Sexuelle Liebe ist der positiv betonte Erwartungsaffekt (oder Wahrnehmungsaffekt) in bezug auf das spezielle sexuelle Gefühl, kombiniert mit der Willensvorstellung, der sexuell geliebten Person ähnliche Empfindungen zu erregen.

Wunsch ist der positiv betonte Erwartungsaffekt, der sich aus einer negativ betonten Vorstellung (Entbehren eines Gegenstandes, einer Eigenschaft usw.) ergibt; er verbindet sich leicht mit den Bewegungsvorstellungen, die den negativen Affekt in den positiven (das Fehlen in den Besitz) zu verwandeln geeignet sind. Wunsch kann in Wille übergehen.

Dankbarkeit ist das Gefühl der positiven Affektbetonung der Vorstellung einer Person, von der wir etwas positiv Affektbetontes erfahren haben; dazu der Wille, auch ihr etwas positiv Affektbetontes zu erweisen.

Rachsucht ist der Gegensatz und beruht auf der negativen Affektbetonung der Vorstellung einer Person, die uns einen negativen Affekt zugefügt hat; dazu das Streben, auch ihr etwas negativ Affektbetontes zuzufügen.

Die Dankbarkeit ist daher der Liebe ähnlich; bei der ersteren wird der Wille der Erregung des positiven Affektes bei dem andern durch eine gleiche Erfahrung hervorgerufen, bei der letzteren durch die Eigenschaften des geliebten Objektes überhaupt.

Das Verzagen ist das Fehlen jeglicher positiver Erwartungsaffekte.

Die Gefühle des Erhabenen und des Lächerlichen sind speziell menschliche Gefühle und haben sich phylogenetisch, ähnlich dem der Scham, gewiß spät entwickelt. — Als Gefühl des Erhabenen kann sich nach unserer Auffassung nur das stark entwickelte und daher in einen Affekt übergehende Gefühl der Billigung anderer ergeben; es bezieht sich besonders auf komplizierte Handlungen und Gedankengänge anderer. Es ist stets mit einem geringen Grad ernster Stimmung verbunden, umgekehrt fühlt nur der Ernste das Erhabene, der Ausgelassene nicht. Das Gefühl des Erhabenen verbindet sich dazu mit deutlichen Vorgängen auf vegetativem (Empfindung des Schauers auf der Haut) Gebiet und sogar dem der Willkürmuskulatur. Das Gefühl darf sich rein nur mit dem Gedankengang des andern verbinden, unter Zurücktreten des Ich, so daß ein Werturteil jenes Gedankens entsteht.

Das Lächerliche ist bekanntlich sehr schwer zu analysieren; es ist das umgekehrt Erhabene. Kinder bezeichnen das Lächerliche nur als dumm. Nur harmlose Dinge erscheinen lächerlich. Ich möchte das Gefühl als ein solches der Mißbilligung anderer bezeichnen. Wir lachen über die Unbeholfenheit, Ungeschicklichkeit der Bewegungen, Handlungen und Gedankengänge anderer, bei denen das beobachtende Ich vollkommen zurücktritt. Wir lächeln über das Kind, das des Vaters Stiefel anzieht, über das fallende Kind, solange es sich nicht weh tut. Sobald das Gefühl sich nicht nur auf den Gedankengang des andern bezieht, sondern zugleich auf das Ich, d. h. sobald Mitleid, Ärger oder dergleichen nur angedeutet sind, fällt das Lächerliche weg. Huß konnte nur deshalb sein „o sancta simplicitas" rufen, weil sein Ich gegenüber der beobachteten Handlung vollkommen zurücktrat. Wir ärgern uns über eine ungeschickte Handlung wegen ihrer Folgen für unser Ich oder für andere, wir können sie nur belächeln, wenn wir die Handlung allein ins Auge fassen und unser Ich vollkommen zurücktreten lassen; beides bleibt negativer Ereignisaffekt. Die Bindung des Affektes rein an die Vorstellung muß, wie beim Erhabenen, aus der Mißbilligung ein reines, vom Ich unabhängiges Werturteil werden lassen; so kann das, was jeder belacht, zum Maßstab seines Urteils werden. Daneben spielen Erziehung und Bildungsgrad des Lachenden eine sehr große Rolle; auch die im Auftauchen eines wenig sinnvollen Gedankens in einer sinnvollen Gedankenreihe liegende Kontrastwirkung, ein durch einen versteckten Sinn gemilderter Unsinn u. a. Das Lächerliche ist stets mit der heiteren Stimmung verbunden; umgekehrt bedingt die heitere Stimmung die Empfindung des Lächerlichen mit; die beiden stehen in einer eigenartigen Wechselwirkung.

Das Wesentliche ist die Erkenntnis, daß bei der Empfindung des Erhabenen und des Lächerlichen die Affektivität eine große Rolle spielt, daß auch diese Empfindungen die Rolle des rein auf eine Vorstellung bezogenen positiven und negativen Ereignisaffektes (Billigungs- und Mißbilligungsaffektes) bei der Entstehung des Urteils bestätigen — ich glaube nicht, daß diese Auffassung eine gezwungene ist —, und daß schließlich auch die beiden Gefühle des Erhabenen und des Lächerlichen als physiologisch vorgebildet und nicht etwa erst als nur durch den Intellekt erworben betrachtet werden können.

Die bloße Beobachtung der Gefühle anderer ergibt die vier sog. sympathetischen Gefühle, Leid, Mitleid, Schadenfreude, Mitfreude. Der Neid liegt in der mißbilligenden negativen Affektbetonung (— IIa), die in der beobachteten positiven Affektbetonung eines andern liegt (letztere gehört dazu; ein verblödeter Paralytiker, dem eine große Erbschaft zufällt, kann nicht beneidet werden). Mitleid ist die negative Affektbetonung (— A 2) der negativen Affektbetonung eines andern und die sich damit verbindende düstere Stimmung. Schadenfreude ist die billigende positive Affektbetonung des negativen Affektes eines andern. Mitfreude ist die positive Affektbetonung (+ A 2) des positiven Affektes eines andern.

Alle diese Definitionen sollen dartun, daß sich auch komplizierte Affekte und Gefühle ohne Zwang aus den einfachen unserer Einteilung ableiten lassen.

Nur einige kurze Bemerkungen über das Unterbewußtsein. Gewiß kommen auch unterbewußte Affekte vor. Ein Beispiel: Ich schreibe auf der Maschine und lange am Ende einer Zeile an; ich empfinde ein unangenehmes Gefühl, wie etwa das, als ob irgend etwas nicht in Ordnung, nicht richtig sei, ein leichtes Mißbehagen, weiß aber erst nicht, um was es sich handelt; es fällt mir ein, ich könnte, während ich mit dem Inhalt des Geschriebenen beschäftigt war, einen Schreibfehler gemacht haben, sehe nach und entdecke in der Tat etwa 12 Buchstaben vor dem Ende einen solchen. Wäre ich vor der Korrektur etwa zu irgendeiner dringenden Verrichtung weggerufen worden, so wäre das Ereignis wohl vergessen worden. Derartige Vorgänge betreffen aber gewiß besonders solche psychische Prozesse, auf die die Aufmerksamkeit nicht gelenkt war, die nicht im Blickpunkt, sondern nur am äußersten Rand des Bewußtseins stunden. Die Auffassung, als ob überhaupt negativ betonte Ereignisse besonders leicht vergessen zu werden pflegen, kann nicht allgemein gelten, wenn es auch unter gewissen Bedingungen vorkommt; denn auf der negativen Betonung zahlreicher Eindrücke und deren späterer Verwertung beruht der wesentlichste Teil unserer Erziehung, unserer Lebenserfahrung. Es haften aber negative und positive Affekte in unserem Gedächtnis sehr oft nur locker an den damit verbundenen Vorstellungen: wir treffen einen alten, halb vergessenen Bekannten und verbinden damit ein positives oder ebensowohl auch ein negatives Gefühl; erst nach langem Besinnen oder Befragen anderer kommt zum Vorschein, daß dies oder jenes unbedeutende Erlebnis der affektiven Betonung des Eindrucks des wiederauftauchenden Bekannten zugrunde lag; die Vorstellung des Erlebnisses war uns entschwunden, der Affekt aber hatte sich erhalten und gleich mit dem Auftauchenden assoziiert.

Es gibt auch ein „unbewußtes Arbeiten" des Gehirns. Wir haben bereits die affektive Einstellung als unbewußten und doch psychisch wirksamen Zustand, sowie die Einwirkung der Affekte auf die Bildung der Assoziationen berührt. Sie liefert uns die Erklärung dieses wichtigen psychischen Geschehnisses. Es ist bekannt, daß das Gehirn unbewußt arbeitet, indem z. B. unter gewissen Umständen die Beantwortung eines Briefes gleich nach dessen Ankunft schwieriger ist, weniger geschickt möglich ist, als nach 1—2—3 Tagen, ohne daß man sich unterdessen mit dem Gegenstande mit irgendeinem Gedanken beschäftigt hat. Das Gehirn hat scheinbar unbewußt gearbeitet; wie ist dies erklärbar? Der ankommende Brief rief einer Reihe von Affekten; diese hinderten durch ihre große Intensität die Assoziationsbildung, wie sie zu einer glücklichen Beantwortung nötig gewesen wäre; für gewisse feine Reaktionen ist eine möglichst große gemütliche Ruhe, eine möglichst farblose Stimmung ein Erfordernis. Die meisten Affekte werden durch die Zeit im Sinn der Beruhigung beeinflußt; geht also der Empfänger des Briefes erst nach ein paar Tagen an dessen Beantwortung, so ist die Konstellation der Affekte, ihre Einstellung für die Assoziation, günstiger geworden. Die Annahme einer geheimnisvollen unbewußten intellektuellen Arbeit des Gehirns fällt damit weg. Damit ist natürlich nicht gesagt, daß eine sofortige Beantwortung eines Briefes unter andern Umständen nicht zweckmäßiger sein könne; wo eine kräftige, affektvolle Antwort am Platze ist, wird sie besser bei noch kräftigeren Affekten gegeben. So entstehen gewisse tüchtige Gelegenheitsleistungen, zu denen ja teilweise die höchsten Leistungen der Literatur gehören.

Zu den Affekten gehören auch die von ihnen nicht scharf zu trennenden Triebe sowie die angeborenen Triebe, d. h. die Instinkte. Es handelt sich teilweise nicht um eigentliche Affekte, sondern um solche, die aus einer stärkeren Entwicklung der sog. physischen Gefühle, Lufthunger, Hunger, Durst, Sättigung, Sexualbedürfnis usw. sich entwickeln. Diese viszeralen Gefühle sind teilweise von der Sekretion der Blutdrüsen abhängig; ihre höheren Grade sind zugleich Affekte, wie die höheren Grade der Sinneswahrnehmungen (Schmerz bei intensiven hautsensiblen, akustischen usw. Reizen). Sie sind wohl die Urformen der eigentlichen, der psychischen Affekte, denn sie enthalten schon den Affekt der Zufriedenheit (Sättigung) und der Unzufriedenheit (Hunger) mit der Lage usw. in sich.

IV.

Gehen wir noch etwas näher auf die assoziativen Prozesse ein.

Zu den Assoziationen werden auch die Verschmelzungen gerechnet; eine solche liegt etwa dann vor, wenn drei Töne zu einem Dreiklang vereinigt werden. Da nun z. B. die Wahrnehmung einer Sekund stets mit einem unangenehmen Gefühl begleitet wird, die einer kleinen oder großen Terz mit einem angenehmen, so müssen hier, wie wir sahen, physiologisch vorgebildete Verhältnisse vorliegen. — Bei den Assimilationen werden z. B. undeutlich wahrgenommene Laute durch andere ergänzt. — Bei den Komplikationen werden akustische Wortvorstellungen von der Bewegungsempfindung, vom optischen Bild usw. begleitet; auch hier liegen anatomisch-physiologische Grundlagen vor.

Die wichtigsten Assoziationen sind die sukzessiven Assoziationen, unter denen die Ideen- und Vorstellungsassoziationen, die Assoziationen schlechtweg verstanden werden.

Wir haben hier drei Arten assoziativer Verbindung zu betrachten: 1. die Assoziation einer Wahrnehmung oder Vorstellung mit einem affektiven Vorgang (Gefühl oder Affekt), 2. die eines Affektes mit einer Vorstellung und 3. die einer Vorstellung mit einer andern Vorstellung.

1. Die Verbindung Wahrnehmung- oder Vorstellung-Affekt dürfte die phylogenetisch älteste sein; sie ist für die Existenz des Individuums unter einfachen Bedingungen die wichtigste, weil sie direkt auf das Handeln ausgeht, direkt durch den Kampf ums Dasein bedingt ist. Bei den einfachen Lebewesen sollen wohl die Wahrnehmungen ein bestimmtes Verhalten hervorrufen, das durch die Affekte ausgelöst wird. Beim höher organisierten Individuum muß es sich um die Wirkung einer Wahrnehmung handeln, die in den affektiven Neuronen die den Affekten zugrunde liegenden chemisch-innervatorischen Vorgänge her-

vorruft. Schon die körperlichen Empfindungen können Affekte auslösen; denn der Schmerz kann als ein negativer Affekt betrachtet werden, er wirkt wie ein Affekt; ebenso ist die starke sexuelle Empfindung als positiver Affekt zu betrachten. Beide sind Wahrnehmung und Affekt zugleich. Bei weniger intensiven Sinnesreizen sprechen wir von den begleitenden Gefühlsvorgängen; aber wir bezeichnen ja auch die Tastempfindungen selber als „Gefühl". Affekt und Gefühl gehen überall ineinander über.

Ob wir nun annehmen, daß dieselben affektiven Neuronen den gleichgearteten positiven und negativen Affekten dienen, oder ob wir uns die zwei entgegengesetzten Affekte auf zwei verschiedene Neuronen verteilt denken, so muß es sich hier um eine chemische Wahlreaktion, um eine chemische Wahlverwandtschaft handeln. Jede Wahrnehmung, die ja ebenfalls stets mit einem chemischen Vorgang in den sensiblen Neuronen einhergeht, löst ein gewisses Gefühl, einen gewissen Affekt aus, der Schmerz z. B. von vornherein einen negativen, die sexuelle Empfindung einen positiven. Dasselbe aber tut die Erinnerung, z. B. die Vorstellung des Stockes, der sexuellen Handlung.

Zahlreiche Wahrnehmungen und Vorstellungen aber können von zwei verschiedenen Beobachtern mit entgegengesetzten Affekten verbunden werden; hier kann es sich natürlich nicht um vorgebildete Verhältnisse handeln, sondern es sind nur die Lebenserfahrungen, die hier maßgebend sein können: wer vom Stock nur die Erfahrung kennt, daß man andere damit schlagen kann, für den ist seine Vorstellung positiv betont. Wir müssen uns die Grundlage des Vorganges so denken, daß das einer Vorstellung dienende Neuron mit einem affektiven Neuron so verbunden ist, daß die Möglichkeit vorliegt, sowohl den positiven als den negativen Affekt auszulösen. Je nachdem wir uns ein Neuron als dem positiven und dem negativen Affekt dienend denken, oder für die beiden Affekte getrennte Neuronen annehmen, denken wir uns die sensibilisierende Substanz in eine positive und eine negative Hälfte getrennt, oder wir nehmen eine Verbindung mit zwei Neuronen an (Abb. 6a u. b); prinzipiell wird dadurch nichts geändert.

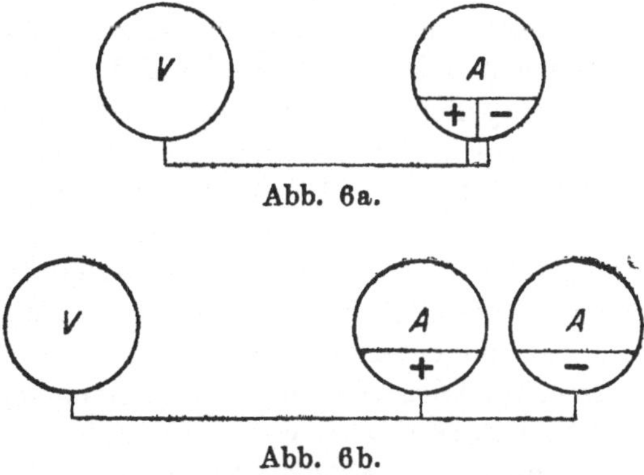

Abb. 6a.

Abb. 6b.

V = einer Vorstellung dienendes Neuron.
A = affektives Neuron.

Auch dadurch würde nichts geändert, daß überall für verschiedene Empfindungen getrennte Organe vorlägen, wie dies z. B. ja für die Tast- und die Schmerzempfindung gilt; durchweg aber braucht dies nicht der Fall zu sein; denn eine mäßig starke Lichtempfindung kann bei allmählicher Zunahme der Intensität in eine schmerzhafte übergehen, wie auch eine intensive Schallwahrnehmung als schmerzhaft zu bezeichnen ist, ohne daß hier besondere schmerzempfindende Organe anzunehmen sind. Die Wahl des Affektes aber ist bei der einfachen körperlichen Wahrnehmung physiologisch vorgebildet; bei einer Erinnerung oder Vorstellung ist sie durch den früher erlebten Erfolg einer Wahrnehmung bedingt. Immer aber muß es sich um eine Wahlreaktion, eine Wahlverwandtschaft handeln, da wir uns eben sowohl die Sinneswahrnehmung, als den affektiven Vorgang, wie überhaupt jeden nervösen oder innervatorischen Vorgang als von chemischen Prozessen begleitet denken müssen, und stets zwischen den verschiedenen Affektformen, namentlich zwischen einem positiven und einem negativen Affekt die Wahl getroffen werden muß. Auf solche Art hängt die Wahl bei direkten starken Sinneseindrücken ab von den physiologischen Wahrnehmungsverhältnissen; bei Vorstellungen von den früheren Erlebnissen des Individuums, zum Teil auch von seiner individuellen Reaktionsweise.

Dieser affektive Vorgang enthält demnach zugleich ein Urteil in sich, sagen wir das affektive Urteil, da stets die Wahl des Affektes zwischen einem positiven und einem negativen besteht und gefällt werden muß; der nach einem Schlag empfundene Schmerz enthält das Urteil, daß der Vorgang ein negativaffektbetonter, also unangenehmer, nicht aber ein angenehmer ist. Wir nähern uns da der alten, teilweise verlassenen logischen Affekttheorie. Bei irgendeiner Vorstellung, mag sie auch abstrakt und noch so komplizierter Art sein, haben wir wiederum den prinzipiell gleichen Vorgang.

Wir müssen uns denken, daß der Vorgang der zweckmäßigen Wahl auch relativ komplizierter affektiver Reaktionen, besonders beim Tier, phylogenetisch vorgebildet sein kann (Feindschaft von Hund und Katze; Fluchtversuch eines eben dem Ei entschlüpften Laufvogels u. a.) (Instinkt); nicht die Handlung ist natürlich vorgebildet, sondern der Affekt (Wundt), resp. die affektive Einstellung.

Die Affekte mußten wir in die subjektiven Affekte und in die vier Arten der mit Vorstellungen verbundenen Affekte einteilen, letztere je nachdem es sich um zu erwartende oder zur Tatsache gewordene Vorstellungen handelt, je nachdem sie vom Ich ausgingen oder nicht. Es ist schon betont worden, daß andere Affektkategorien uns überhaupt nicht denkbar sind. Vielmehr werden wir oft genug die gleiche Vorstellung mit verschiedenen Affekten, z. B. dem negativen Erwartungsaffekt (— Ia) oder dem negativen Ereignisaffekt (— IIa) verbinden können; wir können vor einem Mißerfolg Angst haben, den wir bereits erlebt haben, wie wir auch das Erlebnis mißbilligen können. Eine Vorstellung kann in bezug auf die affektive Verbindung als zeitlich schon eingetroffen oder als noch zu erwartend behandelt werden.

In dieser Weise haben wir uns den chemischen Vorgang, also als eine Wahlreaktion, eine Wahlverwandtschaft als Grundlage der Assoziation Wahrnehmung-Affekt oder Vorstellung-Affekt zu denken.

Die Verbindung Wahrnehmung-Affekt oder Vorstellung-Affekt haben wir uns als sehr innige zu denken, ja wir dürfen sie zusammen als Einheit auffassen, so rasch vergänglich sie zuweilen auch sein mag. Jede Vorstellung verbindet sich mit einem Affekt, muß sich damit verbinden, und der Affekt wirkt auf die weiteren psychischen Vorgänge nicht für sich allein, sondern zugleich durch die damit verbundene Vorstellung.

2. Die assoziative Verbindung Affekt-Vorstellung. Wie die Wahrnehmung oder Vorstellung einem Affekt ruft, so ruft der Affekt einer Vorstellung, häufig einer Bewegungsvorstellung. Darauf beruht das Kommen und Gehen unserer bewußten Vorgänge. Die durch eine Drohung hervorgerufene Angst läßt eine mehr oder weniger automatische Abwehrbewegung oder eine bewußte Vorstellung

eines Abwehrplanes entstehen. Auch hier handelt es sich um Wahlreaktionen, um Wahlvorgänge; es kann unter Umständenvon der Intensität des Affektes abhängen, ob wir den Arm zum Schlag oder nur zur Parade erheben oder vielleicht gar hilflos zusammensinken.

3. Die Verbindung Vorstellung - Vorstellung. Unter Assoziationen verstehen wir gemeinhin die Verbindung zweier Vorstellungen, bei der Affekt und Gefühl scheinbar überhaupt keine Rolle spielen. Bei den dem Erwachsenen geläufigen, so mannigfaltigen Assoziationen tritt der Affekt ja so oft vollkommen zurück; sehen wir aber genau zu, wie unsere Gedankenverbindungen entstehen, so erkennen wir die große Bedeutung des Affektes. Nehmen wir das bekannte Beispiel, warum auf A mit B assoziiert wird. Diese Assoziation geht bei uns automatisch vor sich, sie ist eingeschliffen worden; beim lernenden Kinde aber war es der Affekt und wohl nur der Affekt, der ihm die Verbindung ABC beibrachte. Sie wurde ihm vom Lehrer vorgesagt; seine Aufmerksamkeit wurde auf den Vorgang geleitet. Die Aufmerksamkeit ist aber ein Willensvorgang, der Wille ist ein Affekt. Es wurde vielleicht mit Strafen oder mit Belohnungen nachgeholfen, die beide nur durch den Affekt wirken. Das Kind kann zwar vielleicht auch die Folge dieser drei Buchstaben zufällig gehört haben; aber auch da muß eine gewisse Aufmerksamkeit mitgewirkt haben, oder der Eindruck kann durch mehrfache Wiederholung verstärkt worden sein. Bei sehr einfachen Wahrnehmungen mag die passive Apperzeption genügen; aber die damit verbundene sehr geringe Affektbetonung kann sich durch Wiederholung des Eindrucks summieren, es kann die Aufmerksamkeit durch Wiederholung des Eindrucks ersetzt werden. Was wir aber ganz ohne Aufmerksamkeit wahrnehmen, was wir nicht apperzipiert haben, ist im allgemeinen für unser späteres Leben verloren. Die Verbindung von A mit B geht also ursprünglich durch einen affektiven Vorgang, durch die aktive oder passive Aufmerksamkeit; und wenn auch später die Reihenfolge ABC als einheitliche Vorstellung behandelt wird, so vergessen wir die Affektbetonung der Vorgänge, durch die wir uns seinerzeit die akustischen und optischen Eindrücke eingeprägt haben, durch die sie eingeschliffen wurden. Diese Rolle des Affektes gilt auch für die einfachste Art der Assoziation, die Erinnerung, d. h. das mit dem Mitklingen einer Saite verglichene mehr oder weniger verblaßte Wiederaufleben einer früher erlebten Wahrnehmung oder Empfindung. Wenn wir das Bild einer Katze sehen und mit dem Wort „Katze“ darauf assoziieren, so wirkt der Affekt noch mit, den wir empfanden, als wir das Wort Katze das erstemal mit Interesse hörten. Das gleiche aber gilt für kompliziertere Reaktionen; wenn wir auf Haus mit Garten, auf Arm mit Körperteil, wenn wir mit Unterordnungen, Überordnungen usw. reagieren, so wirkt eben die aktive und passive Aufmerksamkeit, das Interesse mit, das wir an dem Zusammenvorkommen und Zusammengehören und der Art derselben von Haus und Garten, von Arm und Körper nehmen oder nahmen. Ob wir auf A mit B oder mit O reagieren, hängt wiederum mit unserer momentanen affektiven Einstellung, z. B. mit einem Gedankenkreis, der zur Zeit im Vordergrund unserer Aufmerksamkeit steht, zusammen.

Betrachten wir irgendeinen alltäglichen, sog. intellektuellen Vorgang, etwa den, wo der Arzt sich in einem speziellen Falle fragt, ob er Digitalis verordnen soll, oder wo dem Psychiater die Frage der Entlassung eines Kranken vorgelegt wird. Es bilden sich in erster Linie Assoziationen mit den Folgen des vorgestellten Zustandes — des Digitalisgenusses, der Entlassung, und gerade die nächstliegenden tauchen durch ihre Affektbetonung auf, infolge guter oder schlechter Erfahrung, Belehrung durch Lektüre, bei der die Aufmerksamkeit die Hauptrolle spielte; die am intensivsten sich vordrängenden sind die, bei denen gute oder schlechte eigene Erfahrungen im Spiele waren. Aus allen diesen Faktoren oder richtiger Summanden ergibt sich eine Gefühlsresultante oder richtiger Summe, die nur in einem Gefühl einer positiven oder negativen Erwartung beruht, und diese ist mit dem Urteil aufs engste verschmolzen, sie bedingt es, wenn sie nicht überhaupt mit ihm identisch ist. Je nach der Verschiedenheit der Anlage wird der eine eine große Zahl von Assoziationen produzieren, aber sich dadurch das Abwägen erschweren, indem er aus einer großen Zahl von Einzelgefühlen die Summe sich bilden muß; beim andern bilden sich vielleicht nur wenig Assoziationen, entfernter liegende bleiben überhaupt weg, die Bildung der Summe ist eine einfachere, diese selber unter Umständen doch eine genauere. Den gleichen Vorgang finden wir beim Abwägen jedes Planes, jeder Unternehmung, jedes Entschlusses. — Beim mathematischen Denken, dem am meisten intellektuellen, scheinbar von allen affektiven Vorgängen freien Denken spielen die Hauptrolle die Aufmerksamkeit einerseits, das Gefühl für die Richtigkeit eines Gedankenganges, einer Assoziationsbildung anderseits, also beides affektive Vorgänge. Und die neuen Assoziationen bilden sich auch hier wiederum auf Grund früherer Aufmerksamkeitsvorgänge und der Erinnerung daran.

Die affektiven Vorgänge sind von den intellektuellen nicht zu trennen, eher machen sie überhaupt ihr eigentliches Wesen aus. Der Ungebildete und der Unbegabte lernen mehr durch affektbetonte Lebenserfahrung, der gebildete mehr durch die Aufmerksamkeit. Dabei sind auch die abstrakten Begriffe zu guter Letzt auf sinnliche Wahrnehmungen zurückzuführen. — Dies nur kann die für unser Leben wichtigste Art der Assoziationsbildung sein, bei der die Affektivität — in weiterer Auffassung — das Bindeglied zwischen hervorrufender und hervorgerufener Vorstellung bildet, und der wir also diese chemischen Wahlreaktionen zugrunde legen müssen. Schon bei der Bildung der Assoziation Affekt-Vorstellung muß es sich um eine Art chemischer Wahlreaktion gehandelt haben; desgleichen bei der Assoziation Vorstellung-Vorstellung unter Mitwirkung des Affektes.

Daneben haben wir noch eine andere Art der Reaktion, als deren Typus die ganz oberflächliche, sinnlose, rein äußerliche Klangassoziation des Experimentes zu erblicken ist. Land und Landkarte ist eine sinnvolle, unter dem Einfluß von Aufmerksamkeit und Interesse, also von Affekt entstandene Assoziation, Land-Band die sinnlose Klangassoziation. Man hat diese Art als die einfachere und damit ursprünglichere betrachten wollen, aber gewiß mit Unrecht. Teleologisch wäre dies nicht zu erklären; wir können uns z. B. beim Tier, das doch auch Assoziationen hat, die Entstehung derselben nur unter Mitwirkung affektbetonter Erfahrungen — oder dann entsprechender angeborner Instinkte — denken; bei dem Hund, der in der Tasche eines Menschen nach dem bei der ersten Begegnung erhaltenen Zucker sucht, ist der Affekt maßgebend. Sinnlose Klangassoziationen entstehen viel mehr bei sehr geringer oder fehlender Aufmerksamkeit, z. B. bei sehr rascher Bildung der Assoziationen. Wir können sie uns denken als Reproduktion des Reizwortes mit sehr geringer Abänderung. Wer aufgefordert wird, eine größere Reihe von Assoziationen rasch nacheinander zu liefern, bringt auch vollkommen sinnlose Worte, kann auf Land außer mit Band auch mit Kand reagieren. —

Noch andere Tatsachen sprechen für die Auffassung, daß der Affekt die ursprünglich vermittelnde Rolle bei den Assoziationen spielt. Bei Schwachsinnigen fehlt die Klangassoziation überhaupt; ihre Assoziationen verwerten das mühsam Gelernte und Beobachtete. Der Ungebildete bemüht sich mehr, der Bedeutung der Reizworte gerecht zu werden, als der Gebildete; er bemüht sich, den vom Reizwort bezeichneten Gegenstand deutlich vorzustellen. Der Gebildete begnügt sich, sprachliche Formen aneinanderzuhängen; er hat eine siebenmal größere Zahl von Klangassoziationen als der Ungebildete. Hierin offenbart sich am deutlichsten die Lässigkeit; die Versuchsperson, die intensiv aufpaßt, gibt sozusagen keine Klangassoziationen (Jung und Ricklin, Wehrlin u. a.). Je weniger konzentriert die Aufmerksamkeit bei der Entstehung einer Gedankenverbindung ist, desto mehr wird die oberflächliche Klangassoziation entstehen. Die Rolle der Affektivität für die Assoziation illustriert auch die Tatsache, daß die lebhafte affektive Tätigkeit des Manischen mit lebhafter Assoziationstätigkeit einhergeht, die gehemmte Gefühlstätigkeit des Deprimierten mit gehemmter Assoziationsbildung. Daneben beeinflußt aber jeder Affekt die Assoziationsbildung, indem er die Bildung der in seiner Richtung liegenden Vorstellungen begünstigt, die entgegengesetzten hemmt.

Auch Wundt betont die hohe Bedeutung der Gefühle für die Entstehung der Assoziationen. Er erwähnt z. B. die Assoziation „schwierig" mit der Aphasieenlehre. „Auch hier ist offenbar durch das Wort schwierig der ihm entsprechende Gefühlston entstanden, und dieser reicht dann in den assoziierten Begriff hinüber. Auf diese Weise sind wahrscheinlich überhaupt die Gefühle weit häufiger, als es angenommen wird oder überhaupt mit Sicherheit nachgewiesen werden kann, die Bindeglieder von Assoziationen." Es „spielen als assoziative Mittelglieder, die leicht übersehen werden, Gefühle eine sehr wichtige Rolle". Aus den Arbeiten Galtons erwähnt er aber auch, daß verhältnismäßig viele Assoziationen in ihrer Entstehung in eine frühe Zeit zurückreichen (Kindheit und erste Jugend 39%)

Die ursprünglichen und wichtigsten Assoziationen sind daher die affektiv bedingten, die dann durch Erfahrung und Gebrauch, allerdings unter allmählicher Abblassung des Affektes, eingeschliffen werden; neben ihnen spielen allerdings auch die oberflächlichen eine gewisse Rolle.

Für das beständige Kommen und Gehen der Vorstellungen, überhaupt der psychischen Vorgänge ist die assoziative Tendenz der Wahrnehmungen und Vorstellungen, wie der Gefühle und Affekte verantwortlich zu machen: die beiden ersten verbinden sich regelmäßig in innigster Weise mit den beiden letzteren, diese wiederum rufen den Vorstellungen.

Dafür daß die Assoziationsbildung ein chemischer Vorgang ist, spricht außer ihrer innigen Abhängigkeit von den Affekten nun wieder die Tatsache, daß chemische Einflüsse sie zu stören imstande sind. Betrachten wir z. B. das Symptom der Verwirrtheit als eine solche Störung, so kommen etwa in Frage: das Pellagragift, das Ergotin, der Alkohol, Jodoform, Atropin, Salizylsäure, Brom, Schwefelkohlenstoff u. a. Die Assoziationen werden z. B. durch Brom vermindert, erschwert; die akute und die chronische Alkoholvergiftung verändern sie in verschiedener Weise, aber auch vom manifesten Affekt unabhängig, wie besonders die alkoholische Verblödung zeigt. In den akuten Fällen verbinden sich die Störungen meist mit Trübung des Bewußtseins, wenn auch nicht durchwegs. — Aber auch infektiös-toxische Erkrankungen beeinflussen die Assoziationen: infektiöse Delirien, Amentia.

Auffallend ist auch, daß bei der Manie und der Melancholie, je schwerer der Fall, desto mehr dieser den Charakter der Assoziationsstörung annimmt; immerhin ist dieser Parallelismus nicht ein genauer.

Das Gefühl der *Ermüdung* scheint sich mit den assoziativen Vorgängen an und für sich, namentlich mit den oberflächlichen Assoziationen, nicht oder nur in geringem Maße zu verbinden, wofür auch die Erfahrung bei der Manie spricht; es stellt sich da ein, wo *Wille*, *Aufmerksamkeit* angewendet werden, besonders wo *Widerstände* zu überwinden sind. Mit Recht gelten daher nur affektive Vorgänge als krankheitserregend.

Wenn wir aber dieses alles überblicken, so ist es *nicht mehr möglich, die intellektuellen von den affektiven Vorgängen zu trennen*; es kann vielmehr keine Frage sein, daß *die Affektivität bei den intellektuellen Prozessen eine hervorragende Rolle spielt*, wie z. B. *die Aufmerksamkeit bei der Bildung der Assoziationen, die intellektuellen Gefühle bei der Bildung der Urteile. Die Sinneswahrnehmungen und deren Erinnerungen sind das Material, mit dem die Affektivität bei allen psychischen Prozessen operiert.*

Vorstellung und Affekt sind so eng verbunden, daß z. B. in dem *Wernicke-Lichtheimschen* Aphasieschema das schematische Begriffszentrum sehr wohl direkt mit dem Affekt A verbunden werden darf: | B | A | statt B

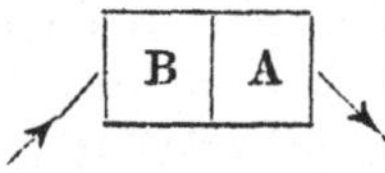

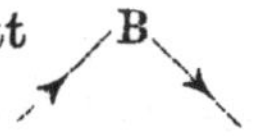

Erleichtert wird dies durch die stets einheitliche Funktion des affektiven Organs.

Der Unterschied zwischen Gehirn und Rückenmark schließlich mag kurz so ausgedrückt werden: während im Rückenmark die sensorische Zelle sich direkt mit der motorischen verbindet, ist im Gehirn zwischen diese beiden die affektive eingeschaltet; doch hat auch diese sensorischen Charakter.

V.

Die letzte Aufgabe, die sich uns stellt, sind die *Folgerungen aus dem bisher Gewonnenen auf die verschiedenen Arten der Psychosen.*

1. *Das manisch-depressive Irresein.* Es ist die Krankheit des Affektes par excellence, und zwar die Krankheit der manifesten Affekte oder der Stimmungsaffekte. Es sind die *krankhaft heitere und düstere Stimmung*, die zunächst das Wesen der Psychose ausmachen, die krankhafte Produktion der diesem Affektpaar zugrunde liegenden Stoffe. Wir haben gesehen, daß die Stimmungsaffekte auch Vorstellungsaffekte sein können. Da wo es sich nun um ein pathologisches Plus oder Minus der reinen Stimmungsaffekte handelt, entstehen

die Symptome der Ausgelassenheit und der Düsterheit, schließlich der depressiven Gedankenleere; deren stärkster Grad ist die absolute Hemmung, die ja auch bei den rein manisch-depressiven Formen beobachtet werden kann. Wo es sich um eine krankhafte Veränderung dieser Affekte als Vorstellungsaffekte handelt, entstehen die Symptome der Freude und der Trauer. Auslösende affektbetonte Vorstellungen spielen hier — entgegen dem Vorgang beim normalen Affekt — eine bescheidene Rolle; öfter aber werden gleichgültige oder gar entgegengesetzt affektbetonte Ereignisse mit dem krankhaften Affekt betont; der Kranke sieht alles rosig oder düster, kann alles nur so sehen, wie der alles nur rot sehen kann, der durch ein rotes Medium blickt; der Kranke hat buchstäblich eine rosige oder düstere Brille an. Von größter Bedeutung ist aber die mit den Stimmungsaffekten in Verbindung stehende Einstellung zu gewissen Vorstellungsaffekten. Wie der düster Gestimmte auf den Affekt der ängstlichen Erwartung (Angst), der Mißbilligung des Ich (Selbstvorwürfe), der Zufriedenheit mit andern (milde Stimmung gegen die Umgebung) eingestellt ist, so sind diese drei Affekte bei der Melancholie die so gut wie konstanten Symptome. Wir erkennen hier schon das Gesetz, das wir noch später antreffen werden, daß da, wo unter normalen Verhältnissen nur eine Prädisposition für eine Erscheinung vorhanden ist, welch letztere dann noch durch äußere Momente (Gelegenheitsursachen) erst hervorgerufen werden muß, unter pathologischen Verhältnissen der direkte Zusammenhang von Ursache und Wirkung vorliegt. Der normale düster Gestimmte mißbilligt sein Ich nur bei einer bestimmten Veranlassung, beim Melancholischen bedarf es dieser nicht mehr, die Selbstvorwürfe sind hier klassisches Krankheitssymptom. Daß er, wie jeder Mensch, Gelegenheit hat, sich solche zu machen, ändert an dieser Tatsache nichts. — Eine sehr schöne Parallele zu diesem Verhältnis zwischen Stimmungs-Vorstellungsaffekten finden wir bei der Farbenwahrnehmung: wie bei der Dunkeladaptation die Farben des stark brechenden (violetten) Endes des Spektrum besser wahrgenommen werden, so gehören zur Melancholie die drei letzten Affekte unserer Affektskala (ängstliche Erwartung, Mißbilligung des Ich, Zufriedenheit mit anderen). Zu diesen gesellt sich noch die ab und zu beobachtete hypochondrische Befürchtung. Umgekehrt bei der Manie: wie der ausgelassene Normale auf die Affekte des Selbstvertrauens, der Unzufriedenheit mit andern (Neigung zum Necken, Schimpfen), der Billigung des Ich (Selbstüberschätzung), der angenehmen Erwartung (Zukunftspläne), eingestellt ist, so gehören diese vier Affekte zu den Kardinalsymptomen der Manie. Und auch hier wieder die Parallele zur Farbenwahrnehmung; wie in der Helladaptation die Farben der schwach brechenden Hälfte (rot) des Spektrums besser wahrgenommen werden, so sind es die vier ersten Affekte unserer Affektskala, die zur Manie gehören: Selbstvertrauen, Unzufriedenheit mit anderen, Billigung des Ichs, angenehme Erwartung).

Es sind demnach auch Vorstellungsaffekte, die beim manisch-depressiven Irresein vorliegen, aber unter pathologischen Verhältnissen bedarf es der auslösenden Vorstellung nicht mehr, um den Affekt hervorzurufen. Es muß eine genuine Bildung der affektiven Substanz in den Neuronen vorliegen, die nur wieder von einer überstarken Bildung der sensibilisierenden Substanz herrühren kann. Wo unter normalen Verhältnissen die Wahrnehmung sich mit dem entsprechenden Affekt verbindet, stellt sich hier nicht nur ein heftiger Affekt schon bei einer geringfügigen, für einen Normalen schwach betonten Vorstellung ein, sondern überhaupt ohne erkennbare Ursache; die den Affekt auslösende Ursache sinkt, mathematisch gesprochen, zu Unendlichklein und zu Null herab. Bei der Melancholie tritt der Affekt (z. B. die Angst) mit elementarer Gewalt hervor und schafft sich nun selber Vorstellungen in Form der Wahnidee, zu deren Bildung natürlich ein wirklich erlebtes Ereignis benutzt werden kann; der Kranke fürchtet, von der Polizei geholt zu werden, auch wenn er nie gestohlen hatte; war letzteres der Fall, so tritt die Idee um so eher ein. Auf dem gleichen Weg entsteht auch die Halluzination; der Affekt bewirkt bei dem gleichen Kranken, daß Schritte des Wartpersonals im Korridor für die der Polizei gehalten werden (falsche Deutung), daß er in ganz andern Geräuschen die Schritte der Polizei hört (Illusion), daß er diese schließlich auch in tiefster Nachtruhe hört (Halluzination). Es kommt endlich zu den dem Affekt entsprechenden Handlungen (Suizidversuch usw.). Der Affekt wirkt somit sowohl auf die Vorstellungssphäre (Denken, Wahnideen), als auf die Gefühlssphäre (Halluzinationen), als auf den Willen (Handlung). — Analoge Verhältnisse haben wir bei der Manie. Die Veränderung der Affektreaktion im Sinn der hier geschaffenen Prädisposition führt im konkreten Falle z. B. statt zum Abschluß eines kleinen, zum Abschluß eines unendlich größeren Geschäftes, sogar zu einer unrechtmäßigen Aneignung; das Selbstzutrauen führt zur Größenidee, zur Halluzination und zur größenwahnsinnigen Handlung.

Das so wichtige Symptom der Hoffnungslosigkeit bei der Melancholie ergibt sich aus dem Fehlen jeglichen positiven, speziell jeglichen positiven Erwartungsaffektes. Der positive Affekt existiert für den Kranken nicht, wie für den Farbenblinden gewisse Farben nicht existieren. Die entsprechenden chemischen Stoffe werden entweder nicht gebildet oder durch das Übermaß der entgegengesetzten kompensiert. — Es gibt Formen des manisch-depressiven Irreseins, in denen die Anomalie des reinen Stimmungsaffektes, z. B. der heiteren oder trüben Stimmung ganz zurücktritt und fast nur noch wie ein prädisponierendes Moment wirkt, die Vorstellungsaffekte dafür vollkommen die Situation beherrschen. Bei der Melancholie kann die düstere Stimmung ganz hinter der Angst zurücktreten; namentlich aber kann sich bei der Manie die heitere Stimmung kaum bemerkbar machen und z. B. die Unzufriedenheit mit der Außenwelt, das Aufbegehren, Schimpfen und Räsonieren ganz das Bild beherrschen.

Wir haben ferner gesehen, daß die ernste, trübe Gemütsstimmung das Gefühlsleben verfeinert, daß die heitere, ausgelassene die Feinheit der Gefühle abschwächt. Die Analogie im Pathologischen zeigt sich nun deutlich wieder beim manisch-depressiven Irresein: Der Depressive — am besten zeigt es sich bei dem noch mit der Umgebung verkehrenden leicht Deprimierten — ist feinfühlig, nett, lieb; der Manische oft das Gegenteil; nicht nur unzart, ungehörig, mutwillig, anstößig, sondern er hetzt, intrigiert, lügt und stiehlt sogar. Dies rührt wohl zum Teil auch davon her, daß gerade die für das ethische Verhalten wichtigsten Affekte, die Mißbilligung des Ich, die unangenehme Erwartung von seiten der Außenwelt und die Zufriedenheit mit derselben, sich hier nur schwach entwickeln. Da dieses Spiel des feineren Gefühlslebens besonders die ethischen Gefühle betrifft, so darf man ihn wohl als temporär ethisch minderwertig bezeichnen. Dies ist das gewöhnliche Bild, von dem Ausnahmen relativ selten sind. Aber auch diese Beobachtung dürfen wir in Parallele setzen zu Erscheinungen auf dem Gebiet der Lichtempfindung. Im grellen Licht vermindert sich die Erregbarkeit der Netzhaut, die deutliche Unterscheidung der Eindrücke ist gehindert; im starken Dunkel ist die Farbenempfindung herabgesetzt, die Erregbarkeit für farblose Reize relativ erhöht; bei einer gewissen mittleren Beleuchtung ist die Farbenwahrnehmung die beste; aber auch innerhalb dieser wechselt sie noch, indem bei etwas schwächerer, wie wir sahen, die stark brechbaren, bei etwas stärkerer die schwach brechbaren Strahlen besser wahrgenommen werden.

Es läßt sich somit folgende Tabelle zusammenstellen (Tab. 5):

Tabelle 5.

Adaptation an grelle Beleuchtung: Hinderung der Unterscheidung deutlicher Eindrücke.	Ausgelassene manische Stimmung: Der Zustand der Affekte läßt einen an deliriöse Verworrenheit grenzenden Zustand entstehen.
Adaptation an stärkere mittlere Beleuchtung: Relativ bessere Wahrnehmung von Rot und Gelb.	Leichte manische Stimmung: Selbstvertrauen, Unzufriedenheit mit andern, Billigung des Ich, angenehme Erwartung. (Feinere ethische Gefühle schwach vertreten.)
Adaptation an schwächere mittlere Beleuchtung: Relativ bessere Wahrnehmung von Blau und Violett.	Leicht depressive Stimmung: Ängstliche Erwartung, Mißbilligung des Ich, Zufriedenheit mit andern. (Gute Entwicklung der feineren ethischen Gefühle.)
Adaptation an starkes Dunkel: Farbenempfindung herabgesetzt oder aufgehoben.	Hemmung: Zurücktreten der Vorstellungsaffekte.

Es ergibt sich ein deutlicher Parallelismus zwischen sehr starker, mittelstarker, mittelschwacher und sehr schwacher Beleuchtung und den entsprechenden Affektzuständen; daß ferner die Zusammenhänge zwischen Vorstellungsaffekten und Stimmungsaffekten noch inniger, noch deutlicher sind als die zwischen Farben und Beleuchtung.

Die feinsten ästhetischen, ethischen und intellektuellen Gefühle entwickeln sich nur bei möglichst genauer Mittel-Einstellung, d. h. bei sonstiger vollständiger affektiver Ruhe. —

Daß sich die zahlreichen Mischformen am besten aus dem gleichzeitigen vermehrten Auftreten zweier antagonistisch wirkender Substanzen erklären, wurde bereits erwähnt; von den 6 Symptomen: heitere Stimmung, Ideenflucht, psychomotorische Erregung und deren Gegenstücken überwiegen nicht immer die 3 gleichen miteinander und aus diesen verschiedenen Kombinationen erklärt sich die Entstehung verschiedener Formen.

2. Paranoia. Wir haben schon im ersten Teil gesehen, daß die Paranoia auf affektive Veränderungen zurückzuführen ist, und zwar auf Vorstellungs-

affekte[1]), die wir früher im Gegensatz zu den Stimmungsaffekten Einstellungsaffekte genannt hatten. Sie bilden sich in der Norm im Anschluß an eine bestimmte Vorstellung. Auch unter pathologischen Verhältnissen ist dies zunächst der Fall und sie wechseln in ihrer Intensität je nach der Stärke der Einstellung, d. h. nach der Menge des sensibilisierenden Stoffes oder der Bahnung der Zuleitung. (Daß man auch zu den Stimmungsaffekten normal verschieden disponiert sein kann, ist selbstverständlich.) Der Unterschied der Paranoia vom manisch-depressiven Irresein ist der, daß bei letzterem zugleich der Stimmungsaffekt vorhanden ist; dieser macht sich nicht nur neben dem Vorstellungsaffekt bemerkbar, sondern beherrscht das Bild, und von ihm geht der Vorstellungsaffekt aus. Der Wegfall der manifesten Stimmungsaffekte bei der Paranoia, sowie die Auffassung, unter einem affektiven Vorgang nur einen manifesten Stimmungsaffekt verstehen zu können, führte zu dem Schluß, daß die Affekte bei dieser überhaupt keine primäre Rolle spielen könnten; ferner auch die Auffassung, sich einen Vorstellungsaffekt nur als durch eine Vorstellung ausgelöst denken zu können[2]). Bei der Paranoia nun bildet sich der Vorstellungsaffekt nicht aus dem Stimmungsaffekt, sondern aus der affektiven Veranlagung, Einstellung des Individuums heraus. Die pathologische Weiterentwicklung dieser Affekte ist dabei prinzipiell die gleiche wie beim manisch-depressiven Irresein. Der unangenehme Erwartungsaffekt (Mißtrauen z. B.) stellt sich bei einem geringfügigen Erlebnis ein; dann auch ohne ein solches; er führt in gleicher Weise zur Wahnidee oder gar zur Halluzination. „Ich habe keinen Anhaltspunkt zu glauben, daß meine Frau mir untreu ist und glaube es auch nicht; aber es ist etwas in meinem Innern, das mich darauf bringt", war die Äußerung eines Kranken. Diese primäre Rolle des Affektes erklärt nun erst, daß auch hier wieder Affekt, Wahnidee, Halluzination und Erinnerungsfälschung stets in der gleichen Richtung liegen. Wenn der Angstaffekt hier eine weniger große Rolle spielt, als bei der Melancholie, so ergibt sich dies aus dem Wegfall der düsteren Stimmung. Dabei ist an den bekannten Satz zu erinnern, daß der Affekt alle Vorstellungen, die in seiner Richtung liegen, bahnt, alle entgegengesetzten hemmt. Auf diese Weise erklärt sich der Verfolgungswahn zwanglos aus dem negativen Erwartungsaffekt, der Größenwahn, die reiche Erbschaft, die reiche Heirat, die wichtige Erfindung aus dem Selbstzutrauen; inwiefern bei dem letzteren die angenehme Erwartung von seiten der Außenwelt eine Rolle spielt, ist nicht immer scharf zu trennen. Eine hypochondrische Paranoia für sich scheint nicht vorzukommen; die hypochondrischen Ideen aber gesellen sich am ehesten dem Verfolgungswahn bei, ähnlich wie der Melancholie.

Beziehungsideen können wir bei jeder Art affektiver Störung treffen, auch bei der Melancholie; sie beweisen nur das Hervortreten des Ich bei der verstärkten Affektivität.

Es mag vielleicht gewagt erscheinen, bei dem Paranoiker mit sog. physikalischem Verfolgungswahn z. B., der allerlei Empfindungen auf dem

[1]) Zu diesen gehören die katathymen Affekte H. W. Maiers.

[2]) Der paranoische Affekt verbindet sich mit einer oder mit nur wenigen Ideen, wie schon der normale Affekt, je stärker er ist, desto mehr auf wenige oder eine einzige Idee sich konzentriert.

Gebiet der Hautsensibilität wahrnimmt, eine primäre affektive Veränderung annehmen zu wollen; aber was für diese spricht, ja ausschließlich durch diese erklärbar ist, ist die Tatsache, daß er seine Empfindungen mit für ihn unumstößlichen affektbetonten Wahnideen verbindet, sie auf diese zurückführt. Es ist auch ein affektiver Prozeß, wenn wir im Eisenbahnzug neben einen unordentlich aussehenden Menschen zu sitzen kommen und nun Jucken verspüren.

Daß bei der Paranoia wie bei der Melancholie intellektuelle Momente gegen die Wahnidee nicht oder nur in bescheidenstem Maße aufzukommen ver mögen, erklärt sich aus dem Wesen des Affektes, aus der Bahnung der in seiner Richtung liegenden Vorstellungen, zumal wenn wir uns denselben primär che misch entstanden, gleichsam genuin vorstellen.

Theoretisch darf nun postuliert werden, daß auch der Affekt der angenehmen Erwartung von seiten der Außenwelt ohne vermehrtes Selbstzutrauen, somit ohne Größenideen zu einer Paranoia führen könne. Solche reine Fälle kommen, wenn auch nicht so oft, vor, und ich möchte einen solchen hier anführen.

Frau A. B. Z., geb. 1848. I. Aufenthalt in der Waldau 25. Oktober bis 26. Dezember 1893.

Keine Angaben über die Jugendzeit erhältlich. Seit 8 Jahren in der gleichen Stelle als Magd in einer Haushaltung. 1890 begann Pat. vom Heiraten zu sprechen und hatte es besonders auf einen Metzger abgesehen, der sich überhaupt nie näher mit ihr abgegeben hatte. 1892 verließ Pat. den Ort, kehrte aber schon nach 4 Monaten wieder dorthin zurück. Sie belästigte wieder den Mann und mußte polizeilich in die Irrenanstalt versetzt werden.

Freundlich, heiter, etwas erotisch. Behauptet, diese oder jene Wärterin habe gesagt, sie könne am folgenden Tag austreten. Liest aus dem Feuilleton einer Zeitung, daß ihr vermutlicher Bräutigam sie heiraten wolle; sieht allenthalben Beweise für ihre Anschauung, daß sie verlobt sei. Sie gibt zu, daß ihr Bräutigam sich ihr nicht erklärt hatte; er hatte aber einmal einen Metzgerburschen zu ihr geschickt und das ist so viel, wie wenn er selber gekommen wäre. Er war nie mit ihr spaziert, weil er aus guter Familie ist und sich das vor der Verlobung nicht gut gemacht hätte. Es fällt ihr nicht auf, daß er während ihrer viermonatlichen Abwesenheit ihr nie schrieb; er soll ihr aber Mitteilungen durch Drittpersonen haben zukommen lassen. Auch die Tatsache ihrer polizeilichen Internierung macht sie in ihrem Glauben an die Treue ihres Bräutigams nicht wankend. Gelegentlich ist sie nicht seine Verlobte, sondern schon seine Frau. Von etwas anderem, als von ihren Heiratsgedanken spricht Pat. überhaupt kaum. Scheint daneben schon etwas verblödet. Wollte am Schluß des Aufenthaltes durchbrennen, obwohl ihr ihre bevorstehende Entlassung bekannt war.

Einige Monate nachher verheiratete sich Pat. mit einem andern.

II. Aufenthalt. Seit 13. März 1916. Die Ehe soll glücklich gewesen sein, bis der Mann nach 4 Jahren starb. Sie verheiratete sich nach einigen Jahren ein zweites Mal und verlor auch diesen Mann nach kurzer Zeit durch Krankheit. Sie soll eine brave, fleißige Frau gewesen sein, doch immer etwas sonderbar. Lebte in geordneten Verhältnissen. Leider fehlen nähere Angaben. In den letzten Monaten verliebte sie sich in einen Arzt, Dr. F., der sie wegen einer unbedeutenden Magenaffektion behandelt hatte. Man hatte gesagt, er wolle sie heiraten;

nicht gerade heraus, aber so, daß sie es merken konnte. Sie benahm sich gegen ihn zudringlich. Sie unterhielt aber auch mit Schulknaben läppische Beziehungen, indem sie sich gegenseitig zuwinkten und so öffentlich Ärgernis erregten; auch nahm sie Ständchen, die Kinder ihr scherzweise brachten, für ernst.

Pat. ist sicher, daß Dr. F. sie heiraten will, obwohl sie selber bald 70 Jahre alt ist; sie will in die Stadt und die Ringe kaufen. Hört, wenn sie nicht in der gleichen Woche den Dr. F. heirate, so sei es zu spät. Habe das Gefühl der Liebe im Herzen und werde es nicht los, obwohl sie weiß, daß es ein ungeschickter Gedanke ist, daß sie für Dr. F. zu alt ist, und unglücklich machen möchte sie ihn nicht. — Hat gelegentlich deutliche Erinnerungstäuschungen; das letzte Weihnachtsgeschenk der Anstalt sollte ihr ein Anstaltsarzt übergeben haben mit den Worten, es komme von Dr. F.; diese Angabe war völlig unrichtig. — Daneben orientiert; Gedächtnis und Merkfähigkeit wenigstens nicht grob gestört.

Vollkommen stereotypes Verhalten bei jeder Visite; spricht nur von ihrer Heirat und von ihrer baldigen Entlassung, deren sie sicher ist. Ganz ähnliches Bild wie das erstemal; nur etwas dementer, kritikloser.

Der Zustand wurde 1893 als Paranoia diagnostiziert und auch diesmal kann nur diese, höchstens eine Dementia paranoides mit einer langen Remission in Frage kommen. Ausgesprochene Zeichen einer Dementia praecox, wie Zerfahrenheit, katatone Symptome usw. fehlen; eine gewisse Demenz ist jetzt durch das Senium zu erklären. Leider sind wir über das psychische Verhalten der Frau zwischen den beiden Beobachtungen nicht näher orientiert. Immerhin ist keine Spur von Verfolgungswahn vorhanden; aber auch kein Größen-, kein hypochondrischer oder Querulantenwahn. Der erste vermeintliche Bräutigam scheint nicht wesentlich über ihrem Stand gewesen zu sein; daß sie aber dem Stand des zweiten nicht entspricht, sieht sie selber ein. Es ist ein Wahn im Sinne eines positiv betonten Erwartungsaffektes, der sich an die Idee einer Heirat verankert hat und zu Halluzinationen in gleicher Richtung führt. Man könnte den Fall als Paranoia des positiven Erwartungsaffektes oder kurzweg als Erwartungsparanoia bezeichnen. Das eigentlich sexuelle Moment tritt sehr zurück.

Wir haben die Querulantenparanoia als Paranoia aufrechterhalten und ihr den Affekt der Mißbilligung zugrunde gelegt, speziell den Affekt der Mißbilligung der rechtlichen Behandlung durch andere. Bei der Egozentrizität der Affekte ist dieser ein naheliegender, auch beim Normalen häufig sich bildender Affekt; bei unzähligen Affekten des Ärgers oder des Zornes spielt diese Unterart mit; ja jeder negative, auf eine zur Tatsache gewordene, von einer Person ausgehende Vorstellung sich beziehende Affekt hat diesen Beiklang. Auch hier wirft sich die Frage auf, ob nicht noch andere Formen der Paranoia sich finden, die sich in Unzufriedenheit mit der Außenwelt äußern und bei denen der ausgesprochene spezifische Beiklang der rechtlichen Benachteiligung fehlt. Auch diese Frage dürfte bejaht werden.

Nach meinem Eindruck handelt es sich öfter um Frauen eher der besseren Stände, die sich der Reihe nach mit allen ihren Verwandten verfeinden, sich bald von dieser, bald von jener Person zurückgesetzt fühlen, glauben, man habe etwas gegen sie, man ergreife gegen sie Partei, wolle sie hintergehen, betrüge sie. Die Eltern bevorzugen ihre Geschwister, der Mann die Kinder. Sie hinterbringen, hetzen, lügen aber auch; zugleich wird andern die Lüge vorgeworfen. Sie haben große Mühe, mit den Dienstboten auszukommen; sie schimpfen oft maßlos über sie; was diese auch tun oder nicht tun, ist nicht recht. Sie sind mit allem und allen unzufrieden, es kommt zu maßlosem Aufbegehren, zu Wutausbrüchen. Namentlich aber hat der Ehemann zu leiden; er vernachlässigt sie, versteht die Frau nicht, sie ist ihm gleichgültig, er bevorzugt eine Angestellte, ist ihr vielleicht gar untreu; wie er sich ihr gegenüber verhalten mag, ist es nicht recht. Die Kranken haben dabei ein besonderes Talent, die Fehler ihrer Umgebung auszuspüren, grell zu beleuchten und den Fehlbaren in eindringlichster Weise vorzuhalten. Dazu kommen körperliche Beschwerden ohne Befund, von hypochondrischem oder sog. hysterischem Charakter, die erst recht Anlaß geben, sich über Vernachlässigung zu beschweren. Zeitweise tritt eine gewisse Ruhe ein, besonders wenn etwa eine Versetzung droht. An andere werden die größten Ansprüche gestellt, von ihnen die größten Leistungen als selbstverständlich hingenommen. Sie bebeklagen sich über den Egoismus anderer, während der ihrige keine Grenzen kennt. Das Bild ist ähnlich dem gewisser Manischer; nur fehlt die manische Grundstimmung; zugleich ist der Zustand nicht episodisch, sondern chronisch. Oft wird an Hysterie gedacht, aber die eigentlichen hysterischen Symptome sind wenig ausgesprochen.

Anstaltsbehandlung wird verhältnismäßig selten nötig.

Ein hierher gehörendes Krankheitsbild ist das folgende:

Frau S. T., geb. 1835.

Heredität negiert. Gute Schülerin. Gute Erziehung durch ihren Vater, einen Lehrer. Hatte ihr ganzes Leben lang einen unverträglichen Charakter; schon als Kind gegen die Geschwister böse. Diente als Magd und Haushälterin und heiratete etwas spät einen Mann, dem sie das Hauswesen besorgt hatte. Zwei Töchter, die sie nie leiden mochte. — Arbeiter machten ihr einmal für eine Reparatur eine zu hohe Rechnung; Pat. klagte und erhielt vor Gericht Recht. Sollte seither die Idee haben, bestohlen zu werden, sah überall Diebe. Einmal wegen Verleumdung gerichtlich bestraft. Sehr geizig; lud sich bei anderen Leuten zu Gast, um nicht kochen zu müssen; bezahlte ihre Dienstboten zu gering. Intrigierte viel, verdarb z. B. die Freundschaften ihrer Töchter. Hatte in ihren Sachen eine große Unordnung, wußte aber trotzdem, wo sich jede Kleinigkeit befand. — Zog nach dem Tod des Mannes von einem Ort zum andern; konnte sich nirgends lange halten, da sie infolge ihres händelsüchtigen Charakters überall Streit hatte, dabei oft Schläge bekam und nirgends gelitten wurde. War so in einer Unmenge von Miethäusern, Privatpensionen und christlichen Anstalten. In einer Privatanstalt beschuldigte sie ihre Mitinsassen des Diebstahls und des Komplottes und klagte sie wegen Verleumdung und Verfolgung an. Äußerte jedoch nie ein Wahnsystem. Hatte sie irgend etwas verlegt, so beschuldigte sie sofort alle Mitpatienten des Diebstahls.

Aufenthalt in der Waldau 17. Dezember 1913 bis 27. Juli 1916.

Körperlicher Befund o. B.

Kein deutlicher Gedächtnisdefekt, keine Sinnestäuschungen nachweisbar. Keine Zerfahrenheit, keine katatonen Symptome. Keine manische Grundstimmung. Der Hauptzug ihres Wesens ist ein beständiges Zanken, Keifen und Vorwürfemachen. Mit allem unzufrieden, besonders mit dem Essen. Klagt aber auch sonst über alles mögliche; man bestiehlt, verfolgt, mißhandelt, quält sie. Lügt, zeigt z. B. seit langem heimlich aufbewahrtes Brot, um zu beweisen, daß sie bei Tisch nur altes erhalte. — Auf Nebenkranke eifersüchtig, weil diese besser bedient seien; der Arzt bleibt länger bei jenen; er hat etwas gegen sie; sie sieht es ihm am Gesicht an. Die Milch ist schlecht, die Butter stinkend; der Tee zweiter Aufguß; man liest ihr das schlechteste Stück Brot aus. Sammelt Speisereste in ihrem Zimmer, die sie verfaulen läßt. — Werde auch von der Gemeinde aus verfolgt, weil andere Mädchen und Frauen auf sie eifersüchtig waren. Die Abteilungswärterin läßt ihren Ärger an ihr aus, weil sie nicht den Gewünschten heiraten konnte. — Liest fleißig in der Bibel und in frommen Traktaten; führt beständig Bibelsprüche im Mund. —

Die dem Krankheitsbild zugrunde liegenden Affekte sind die der Mißbilligung und des Mißtrauens. Gegen die Manie spricht das Fehlen der manischen Grundstimmung, der chronische Verlauf; der Zustand geht ohne nachweisbare Schwankungen in das Kindesalter zurück. Eigentliche hysterische Symptome fehlten.

Man könnte von räsonierender Paranoia sprechen, die sich zu der querulierenden in einen gewissen Gegensatz stellt. —

Stellen wir schließlich zusammen, welche Affekte beim manisch-depressiven Irresein und welche bei der Paranoia verstärkt sind, so treffen wir dabei eine gewisse Gesetzmäßigkeit. Bei der Melancholie sind von den Erwartungsaffekten nur die negativen (— Ia und — Ib) mitbetroffen, von den Ereignisaffekten die Mißbilligung des Ich und die Zufriedenheit mit der Außenwelt (— IIb und + IIa), hier also zwei in der Tabelle gekreuzt stehende. Bei der Manie sind es von den Erwartungsaffekten die positiven, von den Ereignisaffekten die Billigung des Ichs und die Unzufriedenheit mit der Außenwelt, also die beiden andern gekreuzten (+ IIa und — IIb). Bei der Paranoia sind es alle vier Erwartungsaffekte; dagegen von den Ereignisaffekten nur die zwei auch bei der Manie betroffenen (vgl. d. Tabelle der Affekte).

3. Dementia praecox. Ihre einfachste Form ist die Dementia praecox simplex. Als Grundsymptome derselben wird der **Mangel an Affekt, Wille, Aufmerksamkeit, Interesse, Pflichtgefühl,** an affektiven **Reaktionen** bezeichnet; Ehrgeiz und Freude an spontaner Beschäftigung werden durch kindisches, zweckloses Handeln ersetzt. Ob die intellektuellen Störungen nur eine Folge der affektiven sind, sei vorläufig dahingestellt; es wird von kompetenter Seite angenommen. Es handelt sich um eine chronische Verarmung und Verödung der genannten Seiten des Affektlebens, und zwar speziell der das ethische Gebiet betreffenden Teile desselben, verbunden mit beginnender Dissoziation und rudimentär bleibenden Wahnideen. Es liegt trotzdem keine Veranlassung vor, die Möglichkeit zu bezweifeln, daß die Erscheinungsformen des manisch-depressiven Irreseins sich, wie wir bereits annahmen, episodisch auf die Dementia praecox aufpflanzen und die katatone Erregung und die katatone Depression entstehen lassen. Diese Annahme hat nichts Gezwungenes mehr, denn es handelt sich dabei nicht um zwei wesensverschiedene Krankheiten, sondern um zwei Krankheiten des gleichen Organs, wenn wir so sagen dürfen, nämlich der Affektivität. Das gleiche gilt aber für die Superposition der Paranoia und der Dementia praecox. Verfolgungswahn, Größenwahn, hypochondrische Wahnideen, Querulantenwahn, auch den Wahn des positiven Erwartungs-

affektes, alles treffen wir bei der Dementia paranoides. Je stärker die Charakteristica der Dementia praecox im Krankheitsbild ausgeprägt sind, desto unregelmäßiger, atypischer pflegt im allgemeinen ihr Bild zu sein, auch im zeitlichen Verlauf; wie auch der Satz aufgestellt worden ist, daß die manisch-depressiven Erkrankungen prognostisch desto ungünstiger sein sollen, je mehr Symptome aus der Gruppe der Dementia praecox ihnen beigemischt sind, desto günstiger, je reiner sie sind. Auch tritt die Dementia paranoides nicht nur, wie die Paranoia, chronisch auf, sondern nicht selten in der Form von Schüben. Die Affektstörung im Sinne der Unzufriedenheit mit der Außenwelt macht sich auch hier in „Gereiztheit", Neigung zu Schimpfen und Hetzen recht oft bemerkbar, auch wiederum mit anderen Symptomen der Dementia praecox vermischt.

Das wichtigste und am meisten für die Dementia praecox typische Symptom ist die Assoziationsstörung. Da wir die Assoziationsbildung als einen chemischen Prozeß, als eine chemische Wahlreaktion betrachten mußten, da wir ferner die Affekte als die Grundlage der Assoziationsbildung ansehen mußten, so haben wir auch in der Dissoziation einen allen bisher besprochenen Störungen verwandten Vorgang. Wir treffen bei der Dementia praecox die Störung der Verbindung Vorstellung - Affekt in der Form des dissoziierten Affektes (z. B. Lachen bei trauriger Vorstellung), der Verbindung Affekt-Vorstellung (unsinnige Reaktion auf einen Affekt), und der Verbindung Vorstellung - Vorstellung (Zerfahrenheit, Wortsalat).

Die Wahnideen entstehen in gleicher Weise wie beim manisch-depressiven Irresein und der Paranoia. Beim manisch-melancholischen Zustand ruft der Stimmungsaffekt dem Vorstellungsaffekt und den Wahnideen, beim paranoiden die verstärkte Einstellung auf den Vorstellungsaffekt. Nur gesellt sich hier infolge der Dissoziation noch die Zerfahrenheit, die Sinnlosigkeit der Wahnidee dazu; es kann sich ein heiterer Affekt mit einer für den Normalen farblosen oder gar traurigen Wahnidee verbinden usw.

Ein wichtiges Symptom sind die Halluzinationen, die, wie beim manisch-depressiven Irresein und der Paranoia, zusammen mit einem ausgesprochenen Affekt und offenbar infolgedessen auftreten können. Aber noch ein zweites Moment ruft der Halluzination, und das ist die gestörte Assoziation selber. Wir sehen nämlich auch sonst Halluzinationen überall da eintreten, wo die Assoziationsbildung gestört ist: beim Einschlafen (hypnagoge Halluzinationen, die in einem Stadium eintreten, wo die Assoziationen deutlich den Charakter der Zerfahrenheit tragen); im Traum; in der Hypnose; ferner bei Inanition, im Fieber; nach Erschöpfung jeglicher Art; in der Amentia.

Es sind alles Zustände, in denen die normale Leitung der Affektivität durch die Aufmerksamkeit, durch den Willen, fehlt; in denen also die übrige Affektivität unabhängig davon, gleichsam ohne Leitung in ungewohnter Richtung üppig wuchernd, sich entwickeln kann. Bei der Halluzination müssen vom affektiven Organ aus die Sinneszentren in intensivster Weise angeregt werden, so daß Vorstellungen in Wahrnehmungen übergehen.

Wenn wir ebenfalls die Halluzinationen mit chemischen Prozessen in Verbindung gebracht haben, so sei an die die Assoziation störenden, mit Verwirrtheit einhergehenden Vergiftungen, wie die durch Belladonna erinnert.

Als Analogon der Entstehung der Halluzinationen aus toxischen Prozessen sei aus der Pathologie nur an das Delirium tremens und die Kokainvergiftung erinnert. Als ein gewisses Analogon aus dem physiologischen Gebiet aber möchte ich die Entstehung der Pollutionsträume anführen, die sicherlich mit der durch die Pubertät eintretenden inneren Sekretion der Geschlechtsdrüsen im Zusammenhang stehen. Diese führt zum Erwachen der Libido. Wir können sie als eine mit ausgesprochenen körperlichen Erscheinungen vergesellschaftete Erwartung von etwas Angenehmem auf dem sexuellen Gebiet bezeichnen, also auch als eine affektive Einstellung, die durch ein bestimmtes Ereignis, eine bestimmte Vorstellung manifest wird. Der Affekt stützt sich auf die Existenz der somatischen Wollustempfindung, die wir als positiv betonte somatische Empfindung dem Schmerz gegenüberstellen. Die normale volle Entwicklung der Libido und Wollustempfindung ist bedingt durch die normale innersekretorische Funktion der Geschlechts- und anderer Drüsen und verschwindet wieder mit dieser. Das Erwachen der Libido, eines, wie wir sehen, somatisch bedingten psychischen Vorgangs, führt somit zur Bildung in ganz bestimmter Richtung liegender Traumvorstellungen, die den Jüngling sogar überraschen können.

Wir dürfen nach all dem eben Gesagten demnach auch die Entstehung der Halluzinationen mit abnormen chemischen Vorgängen im Gehirn in Verbindung bringen.

Die Dissoziation erstreckt ihren Einfluß deutlich auf den Inhalt der Halluzinationen. Die der Melancholie und der Manie, wie die der Paranoia halluzinatoria haben etwas mehr oder weniger Sinnvolles; sie sind dem Normalen wenigstens verständlich; anders die zerfahrenen der katatonisch Erregten oder der Dementia-paranoides-Kranken. Nur ein kurzes Beispiel.

Eine sehr ängstliche, an Dementia praecox leidende Kranke hört zahlreiche Ortsnamen wie Mannheim, Pforzheim usw.; angstvoll frägt sie Tag für Tag, was denn dort sei und bittet inständig um Antwort. Der Hergang kann nur folgender sein: die Angst führt zu Illusionen und Halluzinationen; infolge der Dissoziation hört die Kranke aber die für den Normalen sinnlosen Städtenamen. Es sind zwar zum Teil solche Ortschaften, in denen die Kranke einmal gewohnt hat, die aber ihrer Angabe und unserem Wissen nach (wir kennen ihre Vorgeschichte) nicht affektbetont sind; mit andern solchen Namen kennt sie gar keinen Zusammenhang, sie kennt sie nur aus der Geographie. Ihre ängstliche affektive Einstellung veranlaßt sie aber, trotzdem diese Namen mit einem negativen Erwartungsaffekt fest zu verbinden und so erklärt sich die Auffassung, daß in jenen Ortschaften etwas für sie Schlimmes passiert sein müsse.

Ob in derartigen Fällen ein Sinn in den Wahnvorstellungen sich noch erkennen lasse, hängt oft von der subjektiven Auffassung des Beurteilers ab.

Wenn die Dissoziation die Halluzination bedingt oder wenigstens mitbedingen hilft, so brauchen sich die beiden *nicht immer* genau *parallel* zu gehen, so wenig wie zwischen Stärke des Affektes und Halluzinationen ein genauer Parallelismus existiert. Aber Affekte, wie Dissoziation sind prädisponierende Momente für die Halluzination.

Während beim Normalen, beim Manisch-Depressiven und beim Paranoiker der Affekt selber die Erkennung der Unrichtigkeit eines durch ihn hervorgerufenen Gedankens oder Gedankenganges hindert, so muß beim zerfahrenen Dementia-praecox-Kranken außerdem *das Gefühl für die Richtigkeit* der eigenen Gedankengänge in Wegfall geraten sein. Damit erklärt sich, daß der Dementia-praecox-Kranke auch in der Remission seine Wahnideen oder seine sonderbaren Auffassungen nicht zu korrigieren pflegt, sondern mit allerlei Scheingründen und nichtssagenden Redensarten aufrechtzuerhalten sucht.

Der katatonische Symptomenkomplex ist wohl im wesentlichen als Dissoziation auf dem Gebiet des Willens aufzufassen, welch letzterer schon bei der manisch-depressiven psychomotorischen Erregung und Hemmung verändert, vermehrt oder herabgesetzt ist, und der ja auch zu den Affekten gehört. Wie der inadäquate Affekt ein verkehrter, der Situation nicht entsprechender, in eine bestimmte Richtung gedrängter ist, oder ganz ausbleibt, so kann bei der Katatonie der Wille aufgehoben sein: Stupor; oder in bestimmte gleichmäßige Bahnen gedrängt: Stereotypien; oder unberechenbar, launisch: Manieren, Impulsivität, mit oder ohne manifesten Affekt; oder der äußeren Beeinflussung entgegenarbeitend: Negativismus; oder ihr sinnlos nachlebend: Befehlsautomatie. Der direkte Einfluß der Affekt- und Willenssphäre auf die motorischen Vorgänge läßt es erklärlich erscheinen, daß sich diese Erscheinungen mit so elementarer Gewalt auf dem Gebiet der letzteren abspielen, daß man gelegentlich an direkte Erkrankungen der motorischen Region zu denken geneigt ist.

Der katatone Symptomenkomplex äußert sich auf dem Gebiete der Handlungen: sein Wesen ist die Dissoziation auf dem Gebiet der Bewegungsvorstellungen, des Willens.

Wir haben im ersten Teil gesehen, daß die Vorgänge auf dem vegetativen Gebiet bei der Katatonie auf eine Störung der affektiven oder ähnlicher chemischer Stoffe hinwiesen.

Bewußtseinsstörungen gehören nicht eigentlich zum Bild der Dementia praecox. Dies ist um so auffallender, als sonst gerade diejenigen toxischen Erkrankungen, die mit Assoziationsstörungen und Halluzinationen einhergehen, wie etwa das Delirium tremens, die Kokainvergiftung, die Belladonnavergiftung u. a. auch mit Bewußtseinstrübungen vergesellschaftet zu sein pflegen, und darin besteht ein gewisser Gegensatz zwischen denselben und der Dementia praecox. Dies ist aber wohl darauf zurückzuführen, daß es sich bei den Vergiftungen, auch beim Delirium tremens, um sehr akut einsetzende Prozesse handelt, der Prozeß der Dementia praecox aber ein chronischer ist. Es finden sich aber auch bei der Dementia praecox Bewußtseinsstörungen, wohl nicht so selten wie im allgemeinen angenommen wird, und dies gerade mit Vorliebe in akut einsetzenden Schüben.

Nach diesen Ausführungen kann ich die Spaltung des Bewußtseins nicht als zum eigentlichen Wesen der Dementia praecox gehörend betrachten, wenn auch die Krankheit von den Kranken nicht so selten als das Eindringen von etwas Fremdem als eine Veränderung ihres Wesens empfunden wird. Der Name Schizophrenie ist demnach gerechtfertigt, wenn unter der Schisis die Störung der Assoziationsbildung, die Schisis der Assoziationen als das wichtigste Symptom der Dementia praecox verstanden wird.

Worauf im Grunde die Dementia praecox beruht, ist ja nicht bekannt, nach unseren Ausführungen ist an eine primäre Störung der endokrinen Drüsen zu denken. Die Abderhaldenschen Untersuchungen haben bekanntlich diese Annahme nahegelegt. Ich habe sie bis jetzt absichtlich nicht erwähnt, weil diese

Ausführungen von ihnen unabhängig entstanden sind und ich mich nicht dem Vorwurf aussetzen wollte, mich auf noch Angegriffenes zu stützen; doch stimmt das Resultat der Abderhaldenschen Untersuchungen über die Dementia praecox mit den bisher ausgeführten Tatsachen überein.

Eine weitere Frage ist die, wie die Resultate der histologischen Untersuchungen sich zu meinen Anschauungen verhalten. Die bei der Dementia praecox konstatierten histologischen Befunde, die Zelldegenerationen, die Neuronophagie, das Auftreten der amöboiden Gliazellen, der fibrinoiden und anderer Granula usw. lassen sich bekanntlich im wesentlichen als Abbau nervöser Substanz zusammenfassen. Es läßt sich diese Auffassung mit der einer Wirkung irgendeines schädigenden chemischen Agens leicht in Einklang bringen.

Nach diesen Ausführungen läßt sich die proteusartige Natur der Dementia praecox als aus folgenden Elementen zusammengesetzt denken:

1. Aus der Dissoziation auf dem affektiven Gebiet; es gehört dazu die Störung der Verbindungen Vorstellung-Affekt, Affekt-Vorstellung und Vorstellung-Vorstellung. Auch die Dementia praecox simplex kann als eine Herabsetzung der affektiven Funktionen, ein Ausbleiben der einfachsten affektiven Vorgänge hierhergezählt werden. Aber auch die katatonen Symptome sind hierher zu rechnen, da sie als Dissoziationen auf dem Gebiet der Willensvorgänge aufzufassen sind.

2. Aus der auch hier episodisch auftretenden manisch-depressiven Komponente.

3. Aus der paranoischen Komponente.

4. Wahnideen und Halluzinationen hängen mit allen drei Komponenten, der dissoziativen und den beiden letzteren, den im engerem Sinne affektiven, zusammen.

Was der Dementia praecox eigen ist, ist die zeitlich und in bezug auf die Art der Kombinationen unregelmäßige, atypische Art des Vertretenseins dieser Elemente, die ja eine Einteilung der einzelnen Fälle auch in nur wenige Gruppen praktisch kaum ermöglicht. Wie die typische Gewebewucherung, die Hyperplasie, die normalen Gewebselemente des Muttergewebes beibehält, die atypische neue bildet, so bewegen sich das manisch-depressive Irresein und die Paranoia auf dem Gebiet der normalen affektiven Elemente; die Dementia praecox hingegen bringt, wie eine atypische Wucherung, neue Formen; das Neue ist namentlich die Dissoziation; aber auch in der unregelmäßigen Kombination der einzelnen Elemente liegt das Atypische. Der episodische Charakter der manisch-depressiven, der chronische der paranoischen Komponente wird hier viel weniger innegehalten.

4. Epilepsie: Auch hier ist die Affektivität verändert. Der am meisten in die Augen springende Affekt ist der der „Reizbarkeit“, der Zornmütigkeit, also der Unzufriedenheit mit der Außenwelt. Diese kann so intensiv sein, daß zu gewissen Zeiten wiederum der bescheidenste Anlaß, ein praktisch Null gleichzusetzender Anlaß, den Zornanfall auslöst. Der Unterschied von der räsonierenden Paranoia ist der, daß dort diese affektive Einstellung eine chronische ist, hier eine zeitweise aufs heftigste exazerbierende, mit andern, besonders weichen

Stimmungen, wechselnde. In letzteren spielt dann die Mißbiligung des Ich eine Rolle. Eine gewisse Erkenntnis, seiner Affekte nicht Herr zu werden, mag zu der bekannten Religiosität des Epileptikers mit disponieren, die aber den gleichen Affekten gegenüber ebenfalls versagt. — Wenn bei der Epilepsie wirklich ein autotoxischer Vorgang vorliegt, wie vermutet wird, so ist leicht erklärbar, daß eine diffuse und intensive akute derartige Wirkung auf die Rinde einerseits durch Schädigung der affektiven Neuronen zu Bewußtseinsverlust, anderseits durch heftige Reizung der motorischen Neuronen zu Krampferscheinungen führt. Eine etwas weniger akut auftretende toxische Schädigung aber mag die Dämmerzustände herbeiführen; diese führen, da in ihnen das affektive Leben noch mitspielt, zu den eigenartigen Erscheinungen auf dem Gebiete der Affektivität, wie jenen brutalen Affekthandlungen, die den Epileptiker so oft vor den Richter führen. Die chronische Giftwirkung aber würde die chronische Charakterveränderung und die Demenz erklären. Man mag diese Giftwirkungen vielleicht zu denen des Alkohol in Parallele setzen. Man muß annehmen, daß bei der chronischen Alkoholwirkung akut frei werdende Gifte sich bilden, die den alkoholepileptischen Anfall und namentlich das Delirium tremens hervorrufen. Letzteres wäre nun dem Dämmerzustand, die alkoholische Charakterveränderung und die alkoholische Demenz aber dem epileptischen Charakter und der epileptischen Demenz zu vergleichen.

5. Progressive Paralyse: Wir haben gesehen, daß sie sich mit zahlreichen affektiven Störungen zu verbinden pflegt, mit manischen, melancholischen, paranoischen Prozessen. Die Veränderungen von Aufmerksamkeit, Wille, Interesse, Suggestibilität, der intellektuellen, ethischen, ästhetischen Gefühle zeigen, wie schwer das Affektleben leidet. Seine Abnahme verbindet sich mit der Labilität, d. h. mit teilweise daneben noch sehr starken Einstellungen und Ausschlägen; der letzteren Auslösung ist oft qualitativ eine noch ungefähr der Norm analoge geblieben, im Gegensatz zu der dissoziativen, unsinnigen, der Dementia praecox. Diese Störungen nehmen hier einen bestimmten, den „organischen“ Charakter an, der sich allerdings nicht immer scharf von andern Störungen abgrenzen läßt, sich aber im ganzen mehr dem hysterischen als dem dissoziativen nähert.

6. Ähnlich, doch im Durchschnitt weniger heftig ausgesprochen sind die Erscheinungen bei der Dementia senilis.

7. Alkoholismus chronicus. Wir haben bereits gesehen, daß eine wichtige Rolle bei diesem der Affekt des Mißtrauens spielen kann; dasselbe gilt aber auch von dem der Unzufriedenheit, der Mißbilligung anderer. Die Verrohung des Alkoholikers ist von Bleuler mit Recht auf große Labilität der Affekte zurückgeführt worden, also auf einen der Hysterie verwandten Zustand. Gewisse Veränderungen des chronischen Alkoholismus sind den „organischen“ nahe verwandt.

8. Hysterie: Das Überwiegen des Gefühlslebens ist das Wesentliche des hysterischen Charakters; es handelt sich hier um eine verstärkte affektive Einstellung zahlreicher, gar aller 7 Grundaffekte, auch des 8., der hypochondrischen Befürchtung. Der Unterschied von der Paranoia liegt also darin, daß bei dieser die pathologische Einstellung sich auf einen oder einige wenige Affekte

beschränkt. Weil bei der Hysterie die erhöhte Einstellung die meisten oder alle Affekte betrifft, entsteht die große Mannigfaltigkeit, die mangelnde Einheitlichkeit, die Labilität des hysterischen Charakters. Wahnideen oder gar Halluzinationen treten episodisch auf, aber sind nicht stabil, sondern werden durch andere Affekte wieder verdrängt.

Eine gewisse Ähnlichkeit mag zwischen der Hysterie und der räsonierenden Paranoia vorhanden sein, weil auch bei dieser mehrere Affekte im Spiele sind. Es gibt eben Fälle, bei denen man zwischen paranoischem und hysterischem Charakter schwanken kann, und daß nach unserer Auffassung wenigstens klinische Übergänge stattfinden können, ist leicht erklärbar. Im übrigen wird meine Auffassung vom Wesen der Hysterie, wie ich sie im ersten Teil kurz angeführt habe, durch die seitherigen Ausführungen nur bestätigt; sie ist demnach, wenn man will, nicht eine Krankheit, sondern nur eine Reaktionsweise (Gaupp). Man kann aber auch den paranoischen Charakter als solche bezeichnen. Bleuler sagt in dem angeführten Buche: Es muß „auch verschiedene Typen geben in bezug auf die Reaktionsweise gegenüber stark gefühlsbetonten Vorgängen. Leider sind sie noch nicht studiert. Es ist aber ganz gut möglich, daß von einer solchen Eigentümlichkeit abhängt, ob ein Individuum hysterisch oder paranoisch werde oder eine andere vorläufig als funktionell angesehene Krankheit bekomme“.

Die chemisch-innervatorischen Vorgänge bei der Hysterie, wie wir sie eingangs kennengelernt haben, und die bei der Paranoia müssen wir uns ähnlich denken. Bei der hysterischen Reaktion, wie beim bloßen paranoischen Charakter, sehen wir die Affekte leichter entstehen als beim Normalen, und wir dürfen an beiden Orten an eine verstärkte Bahnung, sowie eine vermehrte Bildung der sensibilisierenden Substanz denken. Beim paranoischen Charakter kommen ein oder nur wenige Affekte in Frage, beim hysterischen eine größere Zahl. Bei der ausgesprochenen Paranoia, wo der Affekt ohne deutliches auslösendes Moment von außen Wahnideen und Halluzinationen zutage fördert, muß es sich um eine primäre Bildung der affektiven Stoffe handeln. Die hysterische Reaktion aber ist im Ganzen dermaßen der normalen analog, daß die Annahme der vermehrten Bahnung nnd der vermehrten Bildung der sensibilisierenden Substanz für die Erklärung der Erscheinungen genügt.

Zur Erklärung der körperlichen Symptome der Hysterie nehmen wir an, daß sie gewisse Mechanismen auf dem Gebiet der sympathischen, wie des motorischen und vegetativen Nervensystems benutzt, die zum Teil Affektausdrücke sind, zum Teil auch nicht; die Natur dieser letzteren ist uns zwar nicht bekannt, aber wir dürfen uns denken, daß sie, ähnlich wie die Affektsymptome, irgendwie physiologisch oder physiopathologisch vorgebildet sind. Ein solches Überspringen der Symptome auf körperliche Bahnen aber bei einer Krankheit, die sich im wesentlichen im Gebiet des Affektlebens abspielt, ist uns verständlicher, wenn wir annehmen, daß eben allen affektiven Vorgängen von vorn herein somatische Prozesse chemischer Art im Gehirn zugrunde liegen müssen. Die veränderten affektiven Vorgänge bringen aber andere körperliche Begleiterscheinungen mit sich als in der Norm, indem sie andere Bahnen benützen, sei es auf dem motorischen, dem sensiblen oder dem vegetativen, sogar dem trophischen Gebiet. —

Daß sich intensive affektive Vorgänge auf dem Gebiet des Bewußtseins äußern, sei es im hysterischen Anfall, sei es im Dämmerzustand, ist nun wiederum nahegerückt, da ja das Bewußtsein mit der Affektivität so intim zusammenhängt. Und gerade diese Bewußtseinstrübung ist eine Gelegenheit, bei der sich gewisse affektive Vorgänge schrankenlos entwickeln können, da die mit dem Bewußtsein verbundenen hemmenden Elemente weggefallen sind. Die Natur läßt die energischsten affektiven Äußerungen erst im Verein mit Bewußtseinstrübungen auftreten, wie schon der normale heftige Affekt (Zorn u. dgl.) mit einer gewissen Bewußtseinseinengung einhergeht; man „spürt sich nicht vor Zorn". Der Unterschied aber gegenüber den epileptischen Dämmerzuständen ist der, daß bei diesen die Symptome mit noch elementarerer Gewalt auftreten, nicht das Charakteristikum des Psychogenen tragen, entsprechend ihrer direkt toxischen Entstehung. Sie müssen an beiden Orten mit chemischen Vorgängen verbunden sein. Während aber bei der Hysterie eine verstärkte Bahnung der affektiven Vorstellung, sowie auch eine Vermehrung der sensibilisierenden Substanz angenommen werden müssen, die durch vermehrte Bildung der affektiven Substanz auf eine Vorstellung jene Erscheinungen herbeiführen können, muß es sich bei der Epilepsie um direkte pathologisch-chemische Bildung der affektiven Substanz handeln. Nur so erklärt sich der elementare, von psychischen Einflüssen nicht oder nur undeutlich abhängige Charakter der Erscheinungen des epileptischen Dämmerzustandes im Gegensatz zum hysterischen; der hysterische Anfall aber ist dem Dämmerzustand schon nahe verwandt. Wir können uns also denken, daß die chemischen Prozesse bei der Hysterie den normalen affektiven Prozessen selber parallel gehen, bei der Epilepsie aber auf uns unbekanntem Wege pathologisch entstehen (analog Abb. 2e), immerhin zu auf den ersten Blick ähnlichen Wirkungen führen. Dadurch wird die Symptomatologie bei der Epilepsie eine weniger an das Normalpsychologische erinnernde, sie hat den elementareren, einen wenn man will mehr an das Organische erinnernden Charakter.

Wenn schließlich bestimmte hysterische Vorstellungen auffallend festhaften, gewisse Affekte sich mit einzelnen Vorstellungen auch hier verankern, mehr oder weniger vorübergehende Wahnideen sich bilden, so wird eine besondere Aufmerksamkeit auf sie gelenkt, oder ein gewisser Zweck damit verbunden: sie sind besonders stark positiv betont.

Die Verankerung eines Affektes ist die Ursache der Komplex- und der Wahnbildung. Wir erkennen auch hier das Gesetz, daß unter pathologischen Verhältnissen eine direkte Folge eintritt, wo unter normalen nur die Prädisposition vorhanden ist. Beim Normalen bahnt der Affekt nur das Auftreten einer Vorstellung in einer bestimmten Richtung, es bedarf zu ihrem Auftreten eines veranlassenden Momentes; es kann bei ihm zum Komplex kommen, leichter beim Hysterischen. Beim Geisteskranken aber bildet sich durch Verankerung des Affektes die Wahnidee — beim Manisch-Depressiven wie beim Paranoiker, wobei das veranlassende Moment unendlich bescheiden oder überhaupt nicht mehr erkennbar sein kann.

Eine überwertige Idee ist eine durch einen pathologischen Affekt ausgelöste in der Verankerung begriffene Vorstellung. Die Übertragung ist die Änderung der Verankerung bei andauerndem Affekt; sie kann bei der Hysterie relativ plötzlich, bei der Paranoia nur sehr langsam, meist im Verlauf der Jahrzehnte vor sich gehen.

Es sei mir erlaubt, der Vollständigkeit halber meine Auffassung von der Entstehung der Hysterie und dem Wesen der traumatischen Neurosen aus meinem bereits erwähnten Aufsatz hier anzuführen.

„Was die Entstehung der Hysterie anbetrifft, so wird angenommen, daß sie angeboren ist, nach psychischen oder körperlichen Traumen entsteht, auch nach körperlichen Erkrankungen, oder daß sie die Folge schlechter Erziehung bildet. Die angeborne, ererbte Hysterie muß eine somatische Grundlage haben, denn nur somatische Eigenschaften können ererbt sein und ererbte psychische müssen einen somatischen Untergrund haben. Unsere Auffassung läßt dies leicht möglich erscheinen; histologisch normale affektive Neuronen, deren Innervationsfähigkeit in der angegebenen Weise von der Norm abweicht, können die Krankheit bedingen. Das gleiche gilt für ein durch eine somatische Krankheit geschädigtes Gehirn, mag es sich um eine überstandene Infektionskrankheit handeln oder um eine lokale Erkrankung, wie eine Lues cerebri oder einen Tumor; in allen diesen Fällen können ausgesprochene hysterische Symptome beobachtet werden. Wiederum das gleiche gilt für ein körperliches Trauma, besonders des Schädels; gewiß auch hier, ohne daß es zu somatischen Veränderungen, wie Blutergüssen, Zelldegenerationen usw. zu kommen braucht.

Eine weitere Ursache bilden die psychischen Traumen. Auch diese Entstehungsweise ist nach unserer Auffassung leicht erklärlich; ein schwerer, akut oder chronisch wirkender Affekt geht mit einer so intensiven Innervation von Neuronen einher, ruft gleichsam eine so intensive Inanspruchnahme derselben hervor, daß sie auf längere oder kürzere Zeit in ihrer Funktion geschädigt werden und hysterische Erscheinungen zutage fördern können. — Bis zu einem gewissen Grad ist auch eine Gewöhnung an psychische Traumen möglich: Der Anblick einer ekelhaften Krankheit kann einen Anfall hervorrufen; in andern Fällen kann ein wiederholter, weniger angreifender Anblick zu einer Gewöhnung führen, die später auch schlimmere Eindrücke überwinden läßt. Es käme auf das Verhältnis der Intensität des affektnegativ betonten Eindruckes zu der Widerstandsfähigkeit der Zellen an; diese werden krank, wenn eine Reizschwelle einmal bedeutend oder mehrmals um weniges überschritten wird, wie ein Herz, dem einmal eine viel zu starke oder mehrmals eine nur wenig seine Leistungsfähigkeit überschreitende Arbeit zugemutet wird. Bleibt aber eine Leistung unter einer gewissen Grenze, so tritt eine Art Gewöhnung, eine Art Trainierung ein. Solche Vorgänge dürfen wir uns sehr wohl auch für die Ganglienzellen denken.

Unter diesen Umständen können psychische und physische Traumen sich unterstützen, indem sie sehr wohl direkt oder indirekt an den gleichen Elementen des Zentralnervensystems ansetzen. Das ist die Antwort auf die sogar von Oppenheim gestellte Frage: „Wäre es nicht denkbar, daß die direkte und die indirekte Erschütterung des Gehirns ganz dieselben Folgeerscheinungen auszulösen vermöchten, wie die seelische Erschütterung?“

Die anerzogene Hysterie entsteht aus den negativen Affekten, z. B. Befürchtungen, die das Ich betreffende Vorstellungen begleiten und den affektiven

Traumen, die die Reibung eines schlecht gewöhnten, seinem Ich dienenden Menschen mit der Wirklichkeit mit sich bringen.

Der Ableitung der hysterischen Erscheinungen aus einem psychischen Trauma, d. h. einem stark affektbetonten Erlebnis stehen deshalb oft gewisse Schwierigkeiten entgegen, weil verschiedene Menschen auf gleiche oder ähnliche Traumen äußerst verschieden reagieren. Es kann dies wieder nur mit den affektiven Verhältnissen selber in Zusammenhang stehen. Ich möchte eine Parallele aus dem normalen Leben bringen. Jedermann weiß, daß ein Erlebnis bis zu einem Moment ein ziemlich gleichgültiges bleiben konnte, daß es den, der es erlebt hat, aber in intensivster Weise beschäftigt, nachdem darüber eine Aussprache mit andern, dem Ehegatten, Freunden, Fernerstehenden stattgefunden hatte, auch ohne daß er sachlich etwas Neues inne wurde. Die daran geknüpften Assoziationen, die Art der Verarbeitung des Ereignisses, verschuldeten die verstärkte Affektbetonung. In gleicher Weise kann jeder bei sich selber wie bei andern beobachten, daß ein Ereignis erst mit der Zeit, durch Überlegungen, affektbetont werden kann. Die daran geknüpften Assoziationen stehen aber in erster Linie unter dem Einfluß der affektiven Einstellung, wie des Mißtrauens, der Zuversicht usw. Es unterliegt nun keinem Zweifel, daß das krankmachende Moment der auf verschiedene Menschen in auffallend verschiedener Weise wirkenden Traumen, sei es eines sexuellen, sei es eines andern, wesentlich in der Art der Verarbeitung, der daran geknüpften Assoziationsbildung liegt, die dann wiederum die Affektivität beeinflußt; es kann eine Art Circulus vitiosus entstehen. Die Hauptrolle aber muß die affektive Einstellung spielen.

„Ich habe den Eindruck, daß meine Auffassung vom Wesen der Hysterie durch die Erfahrungen dieses Krieges bestätigt worden, ja daß sie wohl zur Klärung gewisser strittiger Punkte beizutragen imstande ist. Soviel sich bis jetzt überblicken läßt, stehen sich sowohl in Deutschland wie in Frankreich zwei Gruppen von Autoren gegenüber. Die eine, in Deutschland durch Oppenheim vertreten, stellt bei den neurotischen Folgen des Krieges die somatischen Erscheinungen in den Vordergrund: sie faßt die Symptome im wesentlichen als somatisch bedingt auf, obwohl somatische, z. B. mikroskopische Veränderungen im Zentralnervensystem dabei keine Rolle spielen. Immerhin werden gewichtige Gründe, wie das Vorkommen trophischer Störungen, dafür ins Feld geführt. Die andere, durch Nonne vertretene Gruppe betont mehr die psychogenen Erscheinungen. Sichergestellt ist, daß Hysterie nach körperlichen Traumen auftreten kann, namentlich wichtig ist aber das plötzliche Auftreten der Hysterie, der hystérie brute, élémentaire der Franzosen, ungefähr dem primären Innervationschock der Deutschen zu identifizieren. Nach Granatexplosionen treten nämlich ohne Körperverletzungen die hysterischen Erscheinungen schon in der Bewußtlosigkeit auf, ohne irgendeinen ideogenen Einfluß; Mörchen vergleicht den Zustand mit dem einer posthypnotischen Suggestion, der zwar psychisch ist, aber nicht psychogen oder ideogen, nicht aus bestimmten Vorstellungen entspringt. Die Kranken stehen unter einem Gefühl des Zwanges; die Zustände sind der Hypnose zugänglich. Ich erinnere an das Auftreten von Stottern aus der gleichen Ursache. Derartige Fälle gehen ohne scharfe Grenze in solche über, in denen affektbetonte Vorstellungen der Rente oder der Dienstuntauglichkeit eine Rolle spielen.

Einen vermittelnden, meiner Auffassung vom Wesen der Hysterie sehr nahe stehenden Standpunkt nimmt Mörchen ein. Er hebt die durch rein seelische Wirkungen hervorgebrachten, durchaus an die Gewalt des Organischen erinnernden Innervationsstörungen hervor, bestreitet aber anderseits den Schluß, daß hypnotische Beeinflußbarkeit einer Störung auf ausschließlich psychisch zu erklärende Zustände hinweise. Er wehrt sich gegen die Identifizierung der Ausdrücke psychogen und hysterisch und hält die Bezeichnung funktionell für passender. Er macht ferner darauf aufmerksam, daß diese Bezeichnung „die Möglichkeit feinster organischer Veränderungen in der Struktur oder abnormer Vorgänge in der Biologie resp. im physiologischen Chemismus der nervösen Elemente in keinem Fall ausschließen kann, in dem eine heftigere Schockwirkung stattgefunden hat“. Ich zitiere wörtlich, nur daß ich statt der Worte „feinster organischer Veränderungen“ die Worte „abnorme Vorgänge in der Biologie“ unterstreiche, denn gerade solche sind die von mir angenommenen Störungen in der Innervation der Neurone. Mörchen sagt weiter: Praktische Erfahrungen zeigen, daß die psychophysischen Wechselwirkungen sich in gewissen Vorgängen durch ihre tatsächliche Wirksamkeit verraten. Aber weder die günstige Beeinflussung kommotioneller Zustände durch Hypnose oder durch Sicherung des Lebens in der Gefangenschaft, noch die psychische Fixierung derselben unter der weiter bestehenden Dienstpflicht in der Heimat lassen somatische Veränderungen im Zentralnervensystem oder in peripheren Nervenelementen ausschließen.

Unsere Voraussetzung einer Störung im Ablauf der (somatischen) Innervationsvorgänge in den Neuronen wird dieser Anschauung vollkommen gerecht. „Es muß zwischen dem grob Organischen und dem zweifellos rein Psychogenen im Nervensystem eine uns noch ihrem Wesen nach unbekannte Störung geben, die zwar nicht im gewöhnlichen Sinne organisch, aber auch nicht blos ‚virtuell‘, eine Projektion psychogenen Geschehens, sondern doch etwas materiell Wirksames ist.“ Gerade auf dem Gebiet der Affekte müssen ja dem psychischen Geschehen nicht blos virtuelle Bilder entsprechen, sondern somatische Innervationsvorgänge, und dies ist die Lösung des Rätsels, warum dem psychischen Geschehen materielle Wirksamkeit zukommt. Mit Recht lehnt auch Mörchen „mikroorganische“, „mikrostruktuelle“ Veränderungen ab, deren Annahme den Tatsachen nicht gerecht zu werden vermag. Es liegt kaum ein Grund vor, die materielle Wirksamkeit psychischen Geschehens unter pathologischen Verhältnissen auch für die Erklärung der Reflexlähmung und verwandter Zustände zu verwerfen, es sei denn, daß man die vorher besprochenen körperlichen Erscheinungen bei der Hysterie in Abrede stelle.

Es sei daran erinnert, daß gerade die Trophizität der Vasomotilität und der Drüsensekretion, also den von den affektiven Prozessen in erster Linie beeinflußten Prozessen parallel geht. Auch sie steht unter sympathischem Einfluß. Gerade tropische Störungen sind es, die einer Erklärung aus psychischen Ursachen am meisten Schwierigkeiten darbieten.

Der Sprung von dem psychisch einwirkenden Faktor zum körperlichen Symptom, der sonst unüberbrückbar ist, ist praktisch wenigstens, durch die Tatsache überbrückt, daß der affektive Vorgang von vornherein einen somatischen Parallelvorgang hat.

Allgemein anerkannt wird die „Tatsache, daß alle diese Störungen in ihrer Konservierung, Weiterentwicklung und chronischen Fixierung von psychischen Bedingtheiten wesentlich abhängig sind“; hier spielen die erwähnten Wunsch- und Erwartungsaffekte mit.

9. Hypnose. Unsere Auffassung vom Wesen der Affektivität führt zu ungefähr folgender Auffassung der Hypnose: Durch die hypnotische Prozedur wird eine Leere des Bewußtseins, der Aufmerksamkeit, des Willens, der Affekte herbeigeführt. Es wird dabei an den normalen Vorgang des Schlafes angespielt, diese Einrichtung mitbenutzt. In diesem Zustand affektiver Leere kann nun die in der Hypnose befohlene Vorstellung, die allein in dem eingeengten Bewußtsein, ohne Gegenvorstellung, in Erscheinung tritt, eine ungemein große affektive Kraft entwickeln. Daher steht der Hypnotisierte so sehr in der Macht des Hypnotiseurs. Die Suggestion ist hier, wie auch im wachen Zustand, die positive affektive Betonung, kraft einer Vorstellung. So wird dem Befehl nachgelebt, die rohe Kartoffel als Apfel verzehrt. Ein gewisser Rest des Bewußtseins hindert aber in der Regel, daß überhaupt jeder Befehl ausgeführt wird; ferner hindern Gewöhnung und Erziehung im allgemeinen die Ausführung z. B. unsittlicher oder verbrecherischer Befehle; die Einengung des Bewußtseins hindert die Ausführung komplizierter Handlungen. Das Dominieren eines einzigen Affektes, einer einzigen Vorstellung erlaubt aber gewisse besonders feine Leistungen auf einzelnen Gebieten, wie dem der Sinnesempfindung.

10. Ethisch Defekte, pathologische Lügner, Schwindler. Wir haben gesehen, daß sich auch komplizierte Wahrnehmungen und Vorstellungen, auch unsere eigenen Gedankengänge, mit affektiven Prozessen verbinden und daß auf diese Weise die ästhetischen, intellektuellen und ethischen Gefühle entstehen. So entstehen die Gefühle des Schönen, des Guten, des Rechten, des Wahren. Es gibt nun ethische Defekte ohne einen Intelligenzdefekt und bei diesen kann es sich nur um das Fehlen oder eine mangelhafte Bildung dieser ethischen Gefühle handeln. Solche Menschen können die Gründe, warum der Mensch gut und recht sein soll, sehr wohl begreifen; aber diese Vorstellungen geben ihnen keine Stütze im Leben, weil sie keine oder nicht die richtige Affektbetonung haben, demnach keine Willensvorstellungen nach sich ziehen oder entgegenstehende nicht zu paralysieren vermögen; sie wissen, daß z. B. Lügen oder Stehlen etwas moralisch Minderwertiges ist, aber sie fühlen es nicht. So kann ihnen besonders das Gefühl von Recht und Unrecht fehlen. Bei den pathologischen Lügnern und Schwindlern muß es sich auch um eine rudimentäre Entwicklung des Wahrheitsgefühls handeln, wenn auch der Defekt der Gefühle für das Gute und Rechte damit Hand in Hand zu gehen pflegt.

Das Gefühl der Wahrhaftigkeit aber ist das Gefühl der Billigung dessen, der Wahres bzw. Falsches aussagt, des Ichs oder eines andern. Beim pathologischen Lügner ist auch dieses Gefühl defekt. Die für den ethisch Veranlagten negativ betonte eigene Lüge kann ferner für ihn, offenbar durch einen Erwartungsaffekt nur positiv betont sein; das trägt dazu bei, daß er sie selber glaubt. Auch das Gefühl für Richtig und Unrichtig, die Art des richtigen oder unrichtigen Gedankenganges, muß defekt sein; sonst könnte er seine eigenen oft krassen Lügen nicht glauben; mindestens kann der positive Erwartungsaffekt der Lüge die Gefühle für Wahr, Richtig und Recht überwältigen. Ferner muß dieser positive Erwartungsaffekt das Sichhineinleben in gewisse Vorstellungen ermöglichen und begünstigen, wie es auch bei Hysterikern vorkommt. Aus allen diesen Gründen ist es erklärbar, daß der pathologische Lügner so oft sich selber belügt.

Auch der Charakter der pathologischen Lügner und Schwindler zeigt, wie nahe Wahr, Richtig und Recht einander verwandt sind. Aber ebenso deutlich zeigt sich wieder, wie innig Gefühl und Intellekt verwachsen sind, wie unmöglich es ist, das eine vom andern zu trennen.

Wir haben gesehen, daß das Fehlen der ethischen Gefühle vorübergehend bei Manischen zu beobachten ist, daß es hier, man darf wohl sagen, zum Krankheitsbild gehört; dauernd finden wir es bei vielen angeboren Schwachsinnigen; aber auch bei vielen Dementia-praecox-Kranken und Paralytikern. Speziell bei der Dementia praecox simplex wird ein häufiges Zurücktreten der ethischen Gefühle beobachtet; sie ist oft kaum von ethischer Minderwertigkeit zu trennen.

Von geringerer Bedeutung für das soziale Verhalten eines Menschen ist natürlich das Fehlen der ästhetischen Gefühle.

11. Dementia congenita. Bei den schweren Fällen handelt es sich schon um die Verringerung der sinnlichen Wahrnehmung, dann um eine solche der Assoziationsbildung; wo diese noch im wesentlichen erhalten sind, d. h. bei den leichtesten Fällen, um den Defekt der intellektuellen Gefühle, der Gefühle des Richtigen und Wahren; die Erfahrung zeigt, wie oft der Defekt der ethischen Gefühle damit verbunden ist. Natürlich sind auch Aufmerksamkeit, Wille, dann die ästhetischen Gefühle usw. nicht entwickelt.

Die Ohnmacht tritt zunächst bei körperlichen Erkrankungen auf, so bei Herzfehlern, allgemeinen Anämien und ist ohne Zweifel auf eine mit der Tätigkeit der Vasomotoren zusammenhängende lokale Gehirnanämie zurückzuführen. Diese mag sehr wohl die affektiven Neuronen in intensiver Weise akut und vorübergehend schädigen und außer Funktion setzen und den plötzlichen Verlust des Bewußtseins mit sich bringen, das ja als deren Funktion aufgefaßt werden darf. Die Ohnmacht tritt aber auch nach rein psychischen Eindrücken auf, und zwar nach stark affektbetonten, speziell dem Affekt der unangenehmen Erwartung. Es bildet sich ein Erscheinungskomplex von seiten des vegetativen Systems, dessen auffallendste Symptome zunächst der Schweißausbruch und die veränderte Blutverteilung sind, und wir dürfen wohl annehmen, daß hier das vegetative Zentrum im Mittelhirn die Hauptrolle spielt, das von den affektiven Neuronen aus beeinflußt wird. Die veränderte Blutverteilung führt nun wiederum zu der Gehirnanämie; daher auch hier der günstige Einfluß der horizontalen Lagerung. Die psychisch entstandene Ohnmacht ist somit ein Beispiel, man möchte fast sagen ein Schulbeispiel eines affektiv entstandenen vegetativen, somit also sog. hysterischen Symptoms, und damit stimmt auch ihre gelegentliche Ansteckbarkeit, wenn man so sagen darf, überein. Es sei mir erlaubt, eine kleine, bei der Impfung von Rekruten gemachte persönliche Beobachtung hier einzuschalten. Während ganze Züge ohne einen einzigen Fall von Ohnmacht absolviert werden können, häufen sie sich in andern, nachdem einmal der erste Fall aufgetreten ist; ein solcher erster Fall aber, der sich auch nach horizontaler Lagerung nicht erholen wollte, auffallend rasche und tiefe Atmung u. dgl. zeigte, stammte aus einer impfgegnerischen Familie. — Die psychisch entstandene Ohnmacht ist durch Erziehung und Gewöhnung zu beeinflussen, wie überhaupt die Erziehung uns über die vegetativen, wir dürfen sogar sagen die affektiven, Vorgänge Herr werden lassen soll.

Zum Schluß eine kurze Andeutung nach der therapeutischen Seite. Die vorliegenden Betrachtungen über das Wesen der sog. funktionellen Psychosen lassen die Frage aufwerfen, ob sich daraus nicht vielleicht auch irgendein Gedanke in therapeutischer Hinsicht ergebe.

Wenn die Affektivität als Funktion einer bestimmten Neuronengruppe zu betrachten ist, so liegt der Gedanke an eine somatische Beeinflussung nahe.

Von vornherein braucht diese Frage nicht verneint zu werden. Dafür spricht die Erfahrung, daß körperliche Erkrankungen fieberhafter Art gewisse Psychosen zu beeinflussen vermögen; die Versuche mit Tuberkulin, Natrium nucleinicum usw. fußen also demnach auf einer richtigen theoretischen Grundlage, so bescheiden auch ihre Resultate bis jetzt gewesen sind. Auch andere körperliche Einflüsse können von Bedeutung sein: erwähnt sei ein Fall von seniler Melancholie, der zweimal nach Sturz aus einem Fenster in selbstmörderischer Absicht vorübergehende Besserungen — das erstemal konnte momentan mit Recht von Heilung mit deutlicher Krankheitseinsicht gesprochen werden — zur Folge hatte. Leider waren sie von kurzer Dauer; es handelte sich um wenige Wochen. Aber die prinzipielle Beeinflußbarkeit der Erscheinungen war nicht zu bezweifeln, so eigenartig die Methode war. Meine Auffassung der psychischen Störungen legt einen gewissen Parallelismus mit der Farbenblindheit nahe. Diese soll (Landois) in einzelnen Fällen durch Erwärmung des Auges vorübergehend gehoben werden können. Der Gedanke an irgendeine, wenn auch nur symptomatische Beeinflussung der funktionellen Psychosen auf irgendeinem somatischen, vielleicht auch chemischen Wege, braucht also nicht für ewige Zeiten aufgegeben zu werden.

Wenn der normale Verlauf der affektiven Prozesse ferner, wie wir sahen, in einer normalen Funktion der endokrinen Drüsen eine vorbedingende Grundlage hat, so erhebt sich die weitere Frage, ob sie nicht von diesen aus — sie reagieren z. B. sehr intensiv auf Röntgenbestrahlung — zu beeinflussen wären. Von positiven Erfolgen ist bis jetzt nur von einer Beeinflussung der sexuellen psychischen Funktion durch Hodentransplantation (Lichtenstern) und in einem Fall von Heilung einer Dementia paranoides durch Epiglandol (Pilcz) die Rede gewesen. Gewiß verdient der Gedanke noch weiter verfolgt zu werden.

Herrn Prof. Dr. von Speyr spreche ich für die Erlaubnis zur Benützung der angeführten Krankengeschichten meinen besten Dank aus.

Verlag von Julius Springer in Berlin W 9

Monographien aus dem Gesamtgebiete der Neurologie und Psychiatrie

Herausgegeben von

O. Foerster-Breslau und K. Wilmanns-Heidelberg

[illegible]